ZWILLINGE

das Magazin

Das Mitmach-Magazin für Zwillings- & Drillingseltern

Band 28
September/Oktober 2017

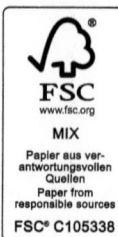

© Marion von Gratkowski
Postfach 40 11 11
D-86890 Landsberg
Tel. 0049-(0)8344-809 95 39
info@twins.de
www.twins.de
Redaktion: Marion von Gratkowski
Titelfoto: Familie Weber
Fotos & Texte: Privat
Herstellung & Verlag: BoD - Books on
Demand, Norderstedt
1. Auflage September 2017
ISBN 978-3-744899-22-2
auch als E-Book für 5,99 Euro

ZWILLINGE - DAS MAGAZIN Ausgabe Sept./Okt. 2017 Nr. 28: 7,99 Euro, auch als E-Book für 5,99 Euro. Bestellbar auf www.twins.de oder im Buchhandel - online & Laden.

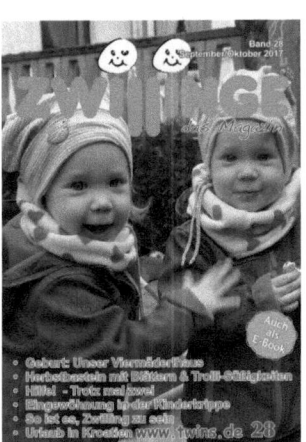

Liebe Leserin, lieber Leser,
liebe Zwillingseltern, liebe Drillingseltern,

nur noch zwei Tage, bis ich gezwungen bin, meinen erstgeborenen Zwilling ganz loszulassen. Maximilian heiratet und ich werde offiziell zum sogenannten „Schwiegertiger". So nennt man halb liebevoll, halb ernsthaft die Schwiegermutter. Ich verstehe mich aber sehr gut mit meiner neuen Schwiegertochter und habe auch nicht die Absicht, dass sich dies durch eventuelle Einmischung meinerseits ändert. So wie ich

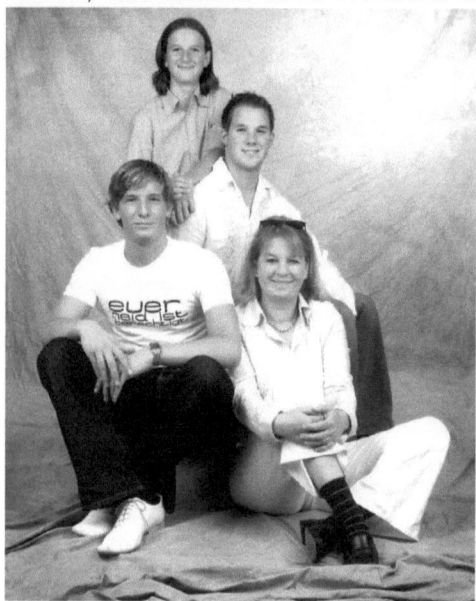

immer „der beste Freund" meiner Söhne sein wollte, so will ich auch „die beste Freundin" meiner Schwiegertöchter und Partnerinnen meiner Jungs sein.

Als Maximilian noch jünger war, hatte er immer Angst, dass ich eventuelle Freundinnen mit meiner direkten Art vergraulen könnte. „Du frisst sie doch roh!" sagte er immer. Aber, im Gegenteil. Als Mutter dreier Söhne finde ich es sehr schön, dass ich auf diese Weise endlich auch ein paar Töchter ins Haus bekomme. Auch mit Constantins Freundin verstehe ich mich gut. Ich mag beide - Steffi von Max und Nanna von Conny.

Lassen wir uns überraschen, wie es weitergeht. Ein Hochzeitsfoto werde ich auf der letzten Seite platzieren. Stephanie, die Max in Hamburg kennen gelernt hat,

Constantin (von links), Nicolai, Maximilian und Marion von Gratkowski

hat übrigens beste Aussichten, Zwillingsmutter zu werden. Das liegt nicht an Maximilian, der ein zweieiiger Zwilling ist, sondern vor allem an Steffis Eltern. Beide - Mutter und Vater - sind nämlich ebenfalls zweieiige Zwillinge. Das ist Alarmstufe rot in der Vererbungslehre. Ich werde auch davon berichten, wenn es soweit ist.

Bis dahin haben wir diese Themen für Euch: Familie H. präsentiert sein Viermäderl-Haus (ab Seite 9), das Thema „Frühchen" haben wir diesmal etwas ausführlicher ab Seite 14 präsentiert - es geht um ein schönes Vorlesebuch, aber auch um ganz kleine Windeln, die Babys unter 500 Gramm passen, um das leidige Thema Trotz geht es ab Seite 26, für Halloween basteln wir auf Seite 32 und ab Seite 34 machen wir ein lustiges Elchbild aus Blättern, Kaufempfehlungen für Rucksäcke (Seite 40) und für Schuhe in der richtigen Größe geben wir ab Seite 42, um Krippeneingewöhnung geht es ab Seite 52 und aus England schreibt uns Philip, wie es ist, ein Zwilling zu sein (Seite 52).

Viel Spaß beim Lesen - Ihre/Eure Marion von Gratkowski

ZWILLINGE - DAS MAGAZIN Nr. 29: Was ist darin geplant?

Na klar, Weihnachtsthemen, aber nicht nur. Zu folgenden Bereichen/Themen suchen wir noch Beiträge:

- Schwangerschaft & Geburt
- Stillen/Fläschchen füttern
- Schlaflose Nächte
- Weihnachtsideen, Weihnachts-basteln
- Beschäftigung, Draußen & Drinnen

- Streit, Konkurrenz, enge Verbindung
- Kindergartenstart
- Schule - Trennung oder nicht?
- Urlaubsideen für den Winter
- Rezepte für das Backen & Kochen mit Zwillingen
- Ideen für Schnee & Eis

Wie Sie Ihre Beiträge schicken können, steht auf Seite 13.

Was finde ich jetzt wo, wenn es hier nicht mehr steht?

- Termine & Veranstaltungen finden Sie ab sofort auf unserer Internetseite www.twins.de
- Eine Übersicht über unser komplettes Buchprogramm finden Sie ebenfalls auf unserer Homepage unter www.twins.de
- Auch all die Hefte der bisherigen Zeitschrift, die man sich noch bestellen kann, sind unter www.twins.de zu finden.
- Neuerungen werden auch auf Facebook auf unserer Seite „zeitschrift zwillinge" oder im Blog www.zwillingemachenkriegenhaben.de bekannt gegeben.

Es lohnt sich also immer, auch einmal einen Blick auf unsere Homepage zu werfen oder einfach den newsletter auf www.twins.de zu abonnieren, da wir Sie dann immer einmal wieder mit unseren Neuerungen bekannt machen.

BEZUGSBEDINGUNGEN

- ZWILLINGE - DAS MAGAZIN löst unsere bisherige Zeitschrift ZWIL-LINGE ab.
- Erscheinungsweise: zweimonatlich.
- Erscheinungstermine sind: 30. Januar 2017, 27. März 2017, 29. Mai 2017, 31. Juli 2017, 25. September 2017 und 27. November 2017 (unter Vorbehalt) usw.
- Das Magazin kann einzeln oder im Abonnement bezogen werden.
- Einzelhefte kosten 7,99 Euro plus Porto 1,- Euro.
- Abonnements kosten 54,- € befristet auf 1 Jahr; 52,- € fortlaufend bis zur Kündigung eines Tages.
- Abonnements gelten fortlaufend und mindestens 1 Jahr = 6 Hefte.
- Die Kündigung muss schriftlich erfolgen per E-mail an info@twins. de oder per Brief (KEIN Einschreiben!!!) an unsere Adresse:

- ZWILLINGE, Postfach 40 11 11, D-86890 Landsberg am Lech.
- Unser Fax: 0049-(0)8344-809 95 40.
- Einzelhefte und Abonnements müssen vorausbezahlt werden.
- Unsere Bankverbindung: Hypovereinsbank Landsberg, Lutz von Gratkowski, IBAN: DE77 7202 0070 6110 3155 60, SWIFT-BIC: HYVEDEMM408
- Zahlung per Paypal geht in Verbindung mit unserer E-mail-Adresse. ABER: **Bitte Gebühren zu Ihren Lasten!**
- Alle Rechte für den Inhalt liegen bei Marion von Gratkowski, Verlag von Gratkowski, Postfach 40 11 11, D-86890 Landsberg.
- Unsere Internetpräsenz: www.twins. de, E-mail: info@twins.de
- Etwas unklar? Rufen Sie mich bitte an: Tel. 08344-809 95 39.

Briefe an die Redaktion

Eigentlich wollten wir die Rubrik „Leserbriefe" weglassen. Aber es wäre doch schade, wenn unsere Leserinnen und Leser keinen Beitrag mehr kommentieren dürften. Also - einigen wir uns darauf, nur zwei Seiten (statt bisher vier) zu veröffentlichen.

Zwillingsmutter Svenja im Hohen Norden freut sich über die CD zum Babyschwimmen. Musik - kann man immer gebrauchen.

Vielen lieben Dank für die CD zum Babyschwimmen. Ich war soeben am Briefkasten (bin ich den ganzen Tag nicht dazu gekommen) und habe die tolle CD entdeckt. Das war eine super Überraschung. Ich habe mich sehr gefreut ...

Die Jungs lieben Musik. Daher werde ich morgen CD gleich mal einlegen. Ich denke, sie werden sie toll finden.

Also noch mal lieben Dank und einen schönen Abend. Svenja F.

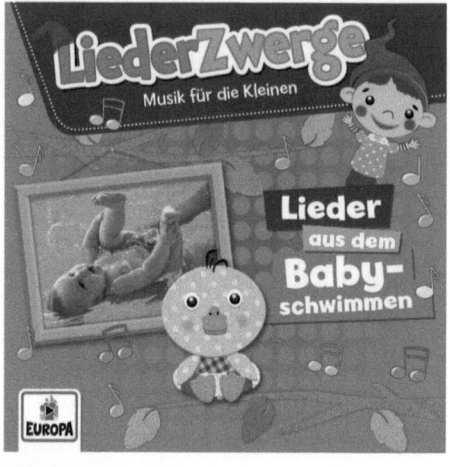

Das meint die Redaktion: Wir haben noch einige Bücher und CDs, die wir gerne gegen Beiträge verschicken. Aktuelle Angebot finden Sie auf www.twins.de

Vielleicht ein schönes Titelbild für ZWILLINGE - DAS MAGAZIN?
Ich schicke Euch heute wieder einen ganzen Satz Bilder aus dem Europa-Park in Rust. Vielleicht ist eines für ein Titelbild dabei? Sabine K.

Leon und Leonie lieben es, in den Ferien beim Europapark vorbei zu schauen. Sie und ihr älterer Bruder schicken immer wieder Fotos.

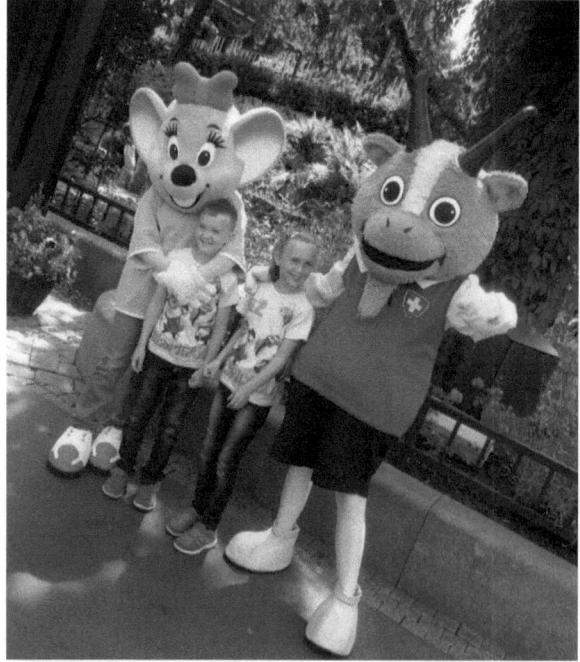

Das meint die Redaktion: Diesmal leider nicht - aber wir bauchen ja immer schöne Fotos. Die Fotos könnt Ihr auch online schicken. Am besten über das kostenlose Programm WeTransfer, dass man sich aus dem Internet herunterladen kann.

Lustig. Wir bringen Michaelas Beitrag über den letztjährigen Geburtstag ihrer Zwillinge Ole und Hannes. Und was feiern sie, als das Heft ankommt? Geburtstag.

Soooo eine Überraschung in der Post. Vielen Dank für den Artikel in ZWILLINGE. Und wie es der Teufel will - gestern waren wir Wiederholungstäter. Gleicher Ort, gleicher Anlass nur mit ein paar Kindern weniger (4 Jungs und 1 Mädchen). Grund: Bei uns in Thüringen sind ja schon Ferien und einige Kinder waren schon verreist. Und es hat wieder tadellos geklappt.

In diesem Jahr feiern wir das erste Mal zweimal Zwillingsgeburtstag. Aufgrund der Ferien konnten ja nicht alle Gäste der Einladung folgen. So darf nun der Rest im August zum Feiern kommen. Termin wird noch gesucht (wenn dann bei uns wieder Schule ist).

Wenn es zum ausgewählten Termin gutes Wetter ist, bleiben wir bei uns zu Hause und die Kids dürfen sich im Garten austoben. Sofern es schlecht ist (wie heute :-( ) dann suchen wir uns wieder was schönes für die Kinder aus.

Ich schicke ein Bild von Ole und Hannes mit und die Geschichte dazu ... Ole und Hannes haben ja am 3. Juli Geburtstag. An diesem Tag hieß es für die beiden Aufbruch ins Jungscamp. Eine ganze Woche weg von zu Hause, in Zelten untergebracht, mit etwas kirchlichem Hintergrund. Thema beim Camp war das Mittelalter.

Die Anmeldung dazu brachten die Jungs im Frühjahr von der Schule mit. Etwas Angst und Bang war es mir schon, im Hinterkopf hatte ich dann auch die 99 Euro pro Kind für dieses Jungscamp, was wäre/ist, wenn sie nach zwei Tagen abbrechen? Die ersten beiden Tage war mein Handy bei mir geradezu inplantiert, ich ließ es nicht aus den Augen, stellte es auf laut, wenn ich im Garten war. In der Arbeit ließ ich es „lautlos" auf meinem Schreibtisch liegen. Es kam kein Anruf. Nicht am Dienstag, nicht am Mittwoch und ab Donnerstag hatte ich die „Hoffnung" auf einen Anruf aufgegeben.

Und tatsächlich - die Jungs haben bis zum Sonntag ausgehalten. Um 11 Uhr konnten wir sie dann abholen. Abschluss war ein ganz lässiger Gottesdienst, danach Bratwurst, Steak und Getränke.

Von der Anlage, wo das Camp stattgefunden hatte, zurück zu unserem Auto entstand das Bild am Sonntag, 9. Juli mittags.

Viele Grüße - Michaela B. mit Uli, Ole und Hannes, sowie Ehmy und Marlena.

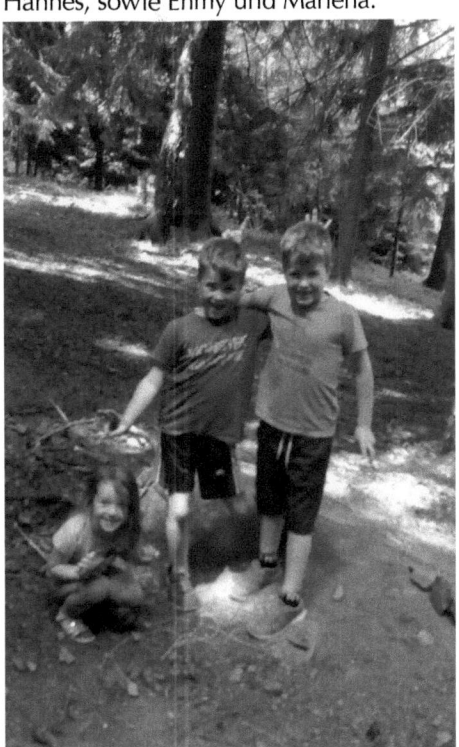

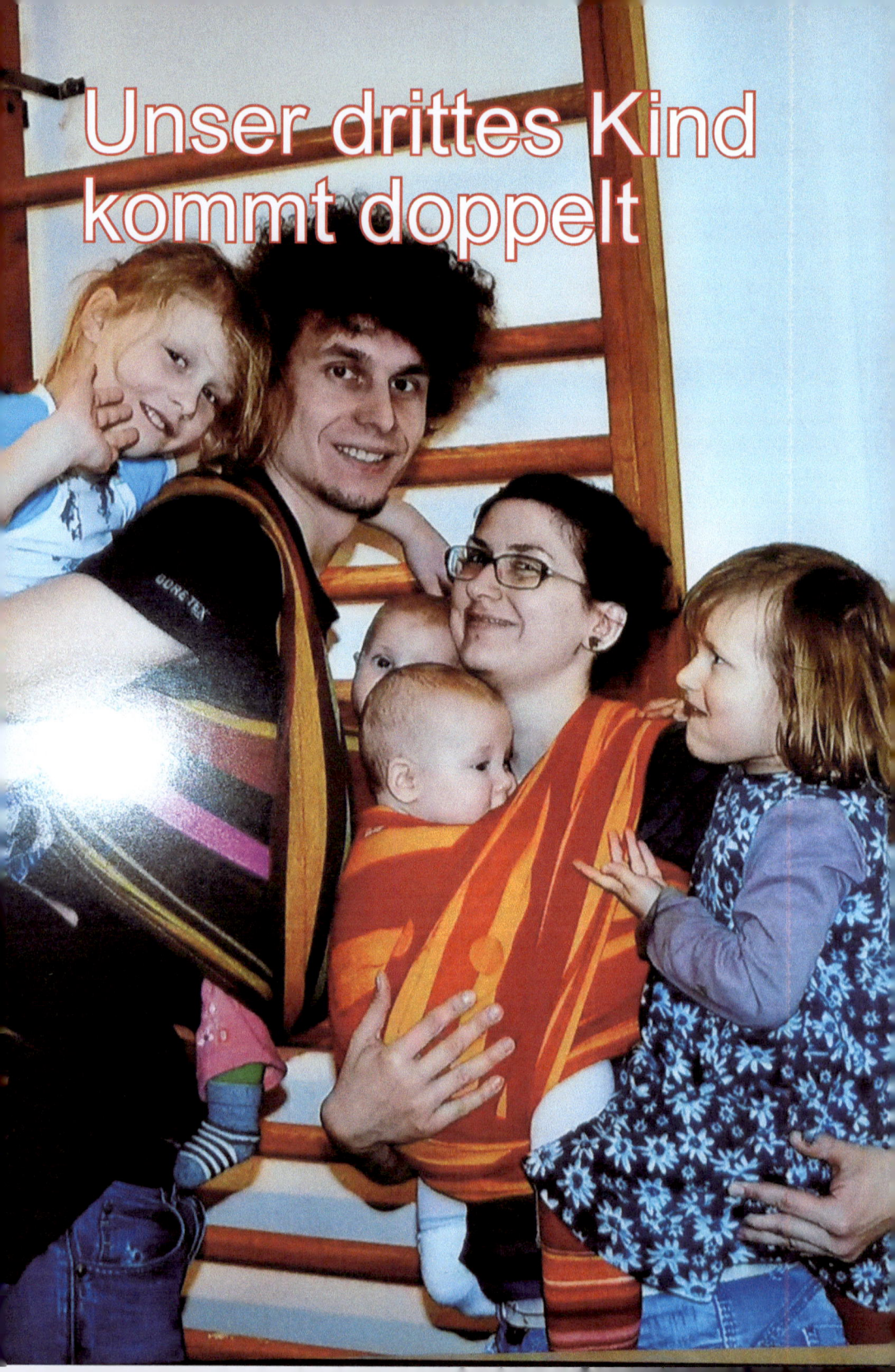

Unser drittes Kind kommt doppelt

Was wäre, wenn es zwei wären? Magdalena hatte eine leise Vorah-nung, als sie zu ihrer Ärztin in die Praxis ging. Die Dresdner Fami-lie hatte schon zwei Mädchen und wohlweislich ein größeres Auto ... eine größere Wohnung wurde auch schon gesucht. Dann sollte ja alles klappen? Trotzdem waren Zwillinge eine echte Überraschung.

Dass im Leben nicht immer alles nach Plan läuft, wird vor allem Zwillingseltern spätestens nach der Ankündigung des doppelten Glücks nichts Neues sein - so auch uns.

Unsere beiden Großen, Mathilda (jetzt acht Jahre) und Martha (jetzt vier Jahre) sollten noch ein Geschwisterchen be-kommen, so der Plan. Das Auto wurde schon mal vergrößert auf einen kleinen Van mit sieben Sitzen, um halbwegs komfortabel drei Kindersitze hineinzu-bekommen und auch die Wohnung soll-te irgendwann mal mit einer größeren getauscht werden, aber damit hatten wir es auch im Blick auf die Mieten nicht so eilig.

Als mir (Magdalena, mittlerweile 31 Jah-re) meine Gynäkologin in der 8. SSW nun das zweifache Wunder offenbarte, war ich eigenartigerweise nicht allzu geschockt. Seit ich von der Schwanger-schaft wusste, hatte ich mir ab und zu Gedanken gemacht, was wäre, wenn es zwei werden??? Umziehen müssten wir dann doch eher, das Auto würde erstmal reichen, mit Babyequipment sind wir gut ganz versorgt usw. ... Intuition? Mein Freund Micha war allerdings erst einmal zwei Tage krank!

Intuition bei mir oder Schock bei meinem Freund?

Die Schwangerschaft verlief problemlos, da ich sofort auch Beschäftigungsver-bot und eine Haushaltshilfe erhielt, so ein Luxus! Mathildas Schuleinführung, einen nun doch vorgezogenen Umzug und einen heißen Sommer brachten wir gut über die Bühne und drei Wochen vor dem errechneten Entbindungstermin sollte die Geburt aufgrund der Größe der Zwillinge eingeleitet werden. Das Ge-

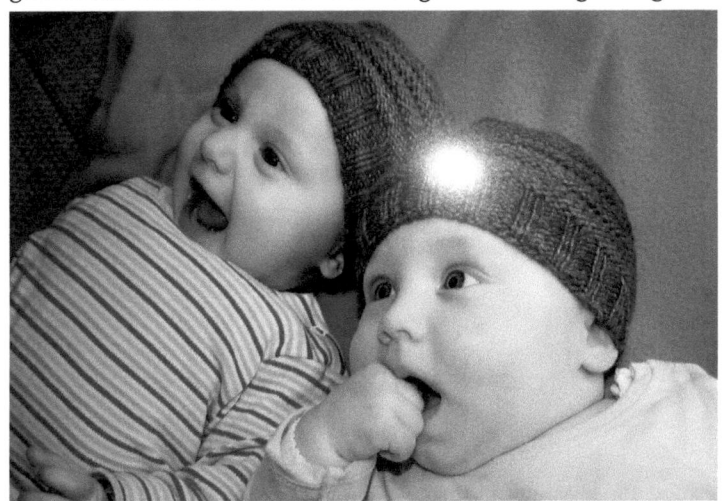

Die beiden haben gut lachen - sie werden vorzüg-lich von ihren Schwestern betreut, die sich nun nicht um „ein Baby" streiten müssen.

schlecht der Babys haben wir uns erfolgreich verschweigen lassen, das war sehr spannend.

Und das auch noch: Läuse

Am 26.10.2015, dem Tag vor der geplanten Einleitung entdeckten wir auf Mathildas Kopf unbeliebte Krabbeltierchen. War das im Kindergarten nie ein Problem, besuchen die Läuse die Köpfe unserer beiden großen Mädchen seit dem wir in der Schule zugegen sind, häufiger und das ist äußerst nervig!

Mein Freund kurvte also durch die halbe Stadt zur Notapotheke und danach begann die Waschprozedur. Zu dem Zeitpunkt war Marthas Kopf noch laus- und nissenfrei … das änderte sich am Tag der geplanten Geburtseinleitung um 7.00 Uhr. Ich schaute also nochmal auf Marthas Kopf nach und entdeckte prompt nun doch Nissen … uuaahhhhh …!!)

Gegen 8.00 Uhr kam glücklicherweise unsere, sich als goldwert erwiesene Haushaltshilfe, die das Haarewaschen übernehmen konnte, so dass ich mich auf den Weg in die Klinik machen konnte. Inzwischen war das große Kind nach erfolgreicher Beseitigung des Ungeziefers wieder in der Schule und Papa in der Arbeit.

Ich erwartete nach Erfahrung durch unsere erste Entbindung mit unterstützter Einleitung eine längere Geburt, so dass ich den Anfang locker alleine bewältigen wollte und mein Freund nachkommen sollte. Mittlerweile fühlten wir uns ja schon ein bisschen wie Geburtsprofis. Auf meinem Weg mit Bus und Bahn in die Klinik setzte ich Micha noch von der aktuellen Lage in Kenntnis, informierte die KiTa und orderte telefonisch beim Kinderarzt noch Rezepte für das Ungezieferbekämpfungsmittel, welches Micha dann nach der Arbeit noch schnell zu Hause vorbeibringen sollte, bevor er in die Klinik kommen wollte.

Dazu muss ich sagen, dass es sich bei den Wegen um keine Katzensprünge handelt, sondern um jeweils mehrere Kilometer Autofahrt kreuz und quer durch die Stadt.

In der Klinik angekommen, wurde ich gleich in den Kreißsaal geleitet, wo ich mir vornahm, erstmal zu entspannen und gemütlich zu lesen, bis es losgehen sollte.

Erstmal wollte ich lesen …

Den Babys ging es laut CTG prima, der Muttermund war erstaunlicherweise schon drei Zentimeter geöffnet - gute Voraussetzungen, um gleich einen Wehentropf anzuschließen. Beide Zwillinge lagen in perfekter Startposition mit Köpfchen nach unter, was wenige Tage vorher noch nicht so war - Baby Nr. 2 lag da beim Ultraschall noch in Querlage.

Da der Wehentropf sich sehr schnell bemerkbar machte, schrieb ich Micha dann doch, dass es vielleicht besser sei, wenn er sich gleich auf den Weg machen würde, um alles abzuarbeiten … Das war auch gut so, denn gelesen habe ich nichts mehr.

Um 12.15 Uhr war dann der werdende Zwillings- und baldiger Vierfachpapa dann da, 13.00 Uhr bzw. 13.04 Uhr dann auch Merle Aimeé (48 cm & 2.400 g) und Marie Florentine (47 cm & 2.700 g).

Am Abend nach der Geburt lernten die großen Schwestern ihre kleinen Schwestern kennen. Nun haben wir eine optimale Geschwisterkonstellation, denn so hat jede Puppenmama ein echtes Baby, es gibt keinen Streit (zumindest darüber …)!

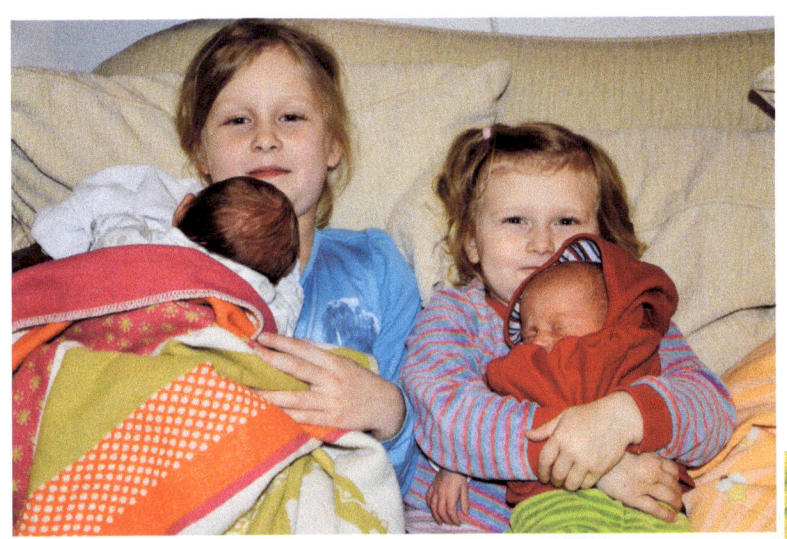

Eigentlich perfekt: Mathilda und Martha haben jeweils ein Baby bekommen. So können sich beide Puppenmütter perfekt kümmern und Mama Magdalena und Papa Micha haben viel Unterstützung durch ihre älteren Kinder.

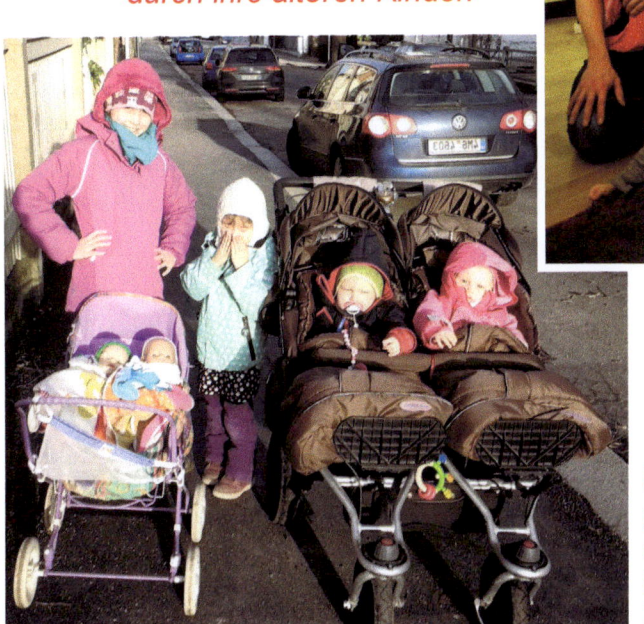

Beim Spazieren-gehen muss natürlich auch ein Puppenwagen mit Zwillingen mit.

Ich bin so froh über die kurze Geburt und wir sind unendlich dankbar für unsere vier gesunden und fröhlichen Mädels. Bereit, uns gemeinsam allen Hindernissen und Problemen zu stellen und die Zeit, die wir haben, bestmöglich mit vielen schönen Momenten zu genießen. (Magdalena H.)

Babysachen selbst nähen

Voller Vorfreude und mit reichlich Zeit gesegnet, können werdende Zwillingsmütter noch daran denken, einige Babysachen selbst zu nähen. Dafür gibt es eine jetzt ein Buch mit vielen Ideen.

Zwillinge werden erwartet ... was fehlt noch? Spielzeug, zwei Babydecken, die Wickeltasche, Lätzchen ... jetzt ist noch Zeit, selbst etwas zu nähen.

Dafür gibt es jetzt das Buch „Bezauberndes Babyzubehör selbst nähen" von Sandrine Guédon. Auf 80 Seiten entfalten sich wunderbare Ideen, die man dank des Buches selbst umsetzen kann. Gute Fotos, ausführliche Beschreibungen und schon lassen sich viele nützliche Dinge zaubern. Immer dabei im Vordergrund, dass es einfach Spaß macht, selbst etwas herzustellen.

Das Anleitungsbuch für Kissen, Schlafsäcke, Aufbewahrungsboxen, Krabbeldecken, Handtücher und Spielzeug ist ursprünglich im französischen Original erschienen. Und das mekrt man den zauberhaften und filigran gemusterten Dingen des täglichen (Baby-)bedarfs an. Französische Mamis haben einfach Geschmack.

Dabei sind die hübschen Kleinigkeiten keinesfalls schwierig nachzuarbeiten. Ein Schnittmusterbogen und genaue Anleitungen machen das Nähen zum Kinderspiel.

Viel Spaß dabei!

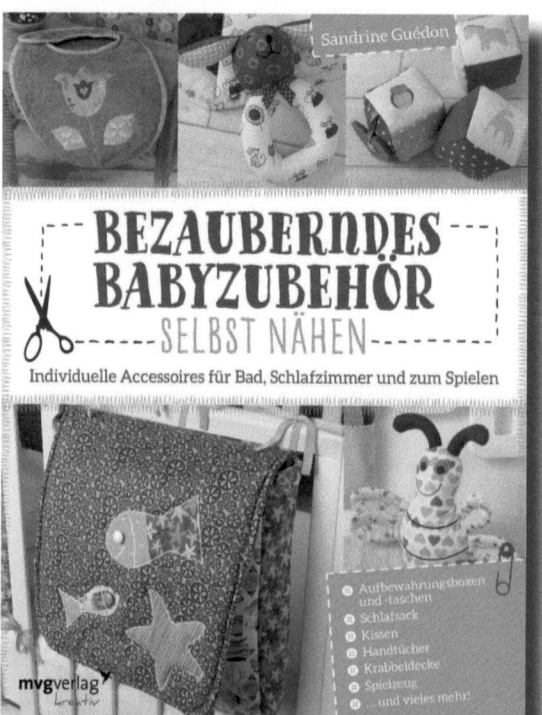

Sandrine Guédon, „Bezauberndes Babyzubehör selbst nähen - individuelle Accessoires für Bad, Schlafzimmer und zum Spielen", mvg Verlag München, 80 Seiten, 14,99 Euro (D), 15,50 Euro (A), ISBN 978-3-86882-771-2

ZWILLINGE *das Magazin* - Die Mitmach-Zeitschrift für Zwillings- & Drillingseltern

So können Sie sich mit Beiträgen an ZWILLINGE *das Magazin* beteiligen: In fast 30 Jahren haben wir immer wieder festgestellt, dass die wahren Experten für Zwillings- und Drillingsthemen die Eltern sind. Viele Eltern haben darüber hinaus eine Qualifikation, die sie dazu prädestiniert, ihre Alltagserfahrungen mit anderen zu teilen. Sie sind selbst Erzieher, Lehrer oder Ärzte ... Erzieherinnen, Lehrerinnen oder Ärztinnen. Aber auch, wenn Sie ganz einfach „nur" Zwillings- und Drillingseltern sind - Ihre Erfahrungen, die Sie machen, sind von so unschätzbarem Wert für andere, für neue und werdende Eltern, dass sie unbedingt zu Papier gebracht werden sollten. Deshalb scheuen Sie sich nicht, uns zu schreiben und einen Beitrag zu irgendeiner Situation aus Ihren Leben mit mehreren gleichaltrigen Kindern zu schicken. Ihre Erfahrungen und vor allem Ihre Tipps und guten Ideen sind gefragt.

Und so geht's: Sie schreiben - wie Ihnen der „Schnabel gewachsen" ist. Dies hier ist kein Aufsatzwettbewerb. Unsere Redaktion bearbeitet Ihren Beitrag, macht die Überschrift dazu, das Layout und formuliert die Bildunterschriften und die Zwischenüberschriften.

Ihr Beitrag sollte im Format .doc oder .docx, in „word" oder einem anderen, gängigen Schreibprogramm bei uns ankommen. Gern aber auch einfach direkt in der E-mail formuliert. Sie können Ihre Beiträge per E-mail senden an info@twins.de.

Wir nehmen aber nachwievor auch handschriftliche Beiträge, die ganz einfach per Post kommen. Unsere Adresse: ZWILLINGE, Postfach 40 11 11, D-86890 Landsberg. Schicken Sie uns auch Ihre Fotos mit. Am besten sind ganz normale Familienfotos, wie man sie mit jeder Digicam oder einem Handy machen kann. Um die entsprechend hohe Auflösung und die Druckfähigkeit kümmert sich unsere Redaktion. Und wenn Sie uns einen großen Gefallen tun wollen: benennen Sie Ihre Fotos mit denjenigen, die darauf zu sehen sind - also zum Beispiel MaxConnySpielplatz.jpg.

Wir belohnen es, wenn Sie uns einen Beitrag schicken:
Suchen Sie sich ein Buch aus

Und was bekommen Sie für Ihren Beitrag? In erster Linie natürlich helfen Sie anderen Zwillingseltern, die vielleicht noch ganz am Anfang stehen, mit ihren wertvollen Erfahrungen. Zweitens macht es auch einfach Spaß, über die eigene Familie zu schreiben und die eigenen Zwillinge in unserer kleinen Zeitschrift zu sehen.

Allerdings veröffentlichen wir Ihren Beitrag in der neuen Machart unserer Zeitschrift nicht mehr unter vollem Namen, es sei denn Sie wünschen das ausdrücklich. Der Hintergrund dafür ist, dass das neue ZWILLINGE - DAS MAGAZIN dadurch, dass es auch auf online-Portalen angeboten wird, einem größeren Leserkreis angeboten wird. Natürlich werden sich am ehesten betroffene Zwillings- und Drillingseltern für ZWILLINGE interessieren. Dennoch möchten wir jeglichem Missbrauch vorbeugen.

Übrigens: Wer einen Beitrag für unser Magazin schreibt, erhält ein Exemplar des betreffenden Magazins gratis (zur Erinnerung) oder kann sich ein Buch aus unserem Programm aussuchen.

Dann kann's ja losgehen ... wir freuen uns und sind gespannt.

Frühgeborene: Was Eltern fühlen

Zwillinge und und vor allem Drillinge kommen oft zu früh. Auch, wenn wir damit rechnen - eine zu frühe Geburt ist immer auch ein Schock und braucht Bewältigung. Was denken Frühcheneltern, wenn sie ihre Babys so allein im Brutkasten liegen sehen?*)

Meine eigenen Zwillinge, Maximilian und Constantin kamen sieben Wochen zu früh. Constantin ging es schlecht, er musste fünf Tage beatmet werden und in seiner Lunge platzte etwas durch die Beatmung. Er bekam einen Schlauch zum Absaugen der überschüssigen Luft aus dem Brustraum.

Die schrecklichste halbe Stunde meines Lebens: Wir klingelten am zweiten Tag an der Pforte zur Frühchenstation, um unsere Kinder erstmals meiner Mutter, der Oma, vorzuführen. Alle Eltern durften rein, wir nicht. Wir wurden von fünf auf fünf Minuten vertröstet. Wir ahnten, dass etwas mit unseren Kindern nicht stimmte. Wir hatten große Angst um sie.

Beide haben sich in der Zeit in der Klinik (fünf Wochen) und auch die Jahre danach gut und ohne bleibende Schäden entwickelt. Sie mussten allerdings ein Jahr von der Einschulung zurückgestellt werden.

Für mich ist die zu frühe Geburt und alles, was damit zusammenhängt, immer noch nicht verarbeitet. Eines der düstersten Kapitel meines Lebens. Mit schuld daran ist sicher die fehlende psychologische Betreuung durch das (überlastete?) Klinikpersonal.

Als ich sie zum ersten Mal sah (erst nach zwei Tagen konnte ich so weit gehen), erschrak ich, da ich bisher nur Yvonne als rosiges Kind erlebt hatte. Sabine war sehr klein, blass, schlief unruhig und zuckte dauernd. Alle drei Stunden musste sie geweckt werden. Sie lag im Wärmebettchen mit Schläuchen und Kabeln versehen.

Ohne Yvonne hätte ich sie öfter besucht. Ich bekam Anleitung, wie ich sie versorgen kann: Windeln abnehmen, diese wiegen, aufschreiben. Für 30 Gramm Milch benötigte sie eine Stunde! Die Schwestern waren während der Fütterungsstunde sehr im Stress. Während ich ein Kind versorgte, musste jede Schwester in der gleichen Zeit drei Kinder füttern und wickeln. Der Gedanke, dass Sabine auch so »abgefertigt« wird, wenn ich nicht da war, stimmte mich traurig.

Es fiel mir sehr schwer, eine Beziehung zu den Kindern aufzubauen. Da ich auf der Station schon gearbeitet hatte, war es mehr Routine für mich. Es war, als wenn ich wieder arbeiten würde. Die anderen Mütter staunten nur immer, wenn ich mit meinen beiden schon wieder längst fertig war und sie ihr eines Kind noch nicht versorgt hatten.

Nach sechs Tagen wurde ich aus dem Krankenhaus entlassen und besuchte am gleichen Tag die Kleinen. Ich versuchte es mit dem Stillen, und es klappte auf Anhieb. Den Babys ging es mittlerweile gut. In den ersten Lebenstagen mussten sie per Sonde ernährt werden, weil sie sehr schlecht tranken und permanent abnahmen. Lisanne fing sich nach zwei Tagen und trank normal, bei Alexander dauerte es zwei Tage länger. Als ich ihn am dritten Tag in der Kinderklinik sah, tat er mir furchtbar leid mit der Nasensonde und dem Körper voll roter Flecken (eine harmlose Hauterscheinung), wie er da so in seinem Glaskasten lag. Er wurde am fünften Tag leicht gelb, bekam aber zum Glück keine richtige Gelbsucht.

Die Zeit, in der die Babys noch in der Klinik lagen, nutzten mein Mann und ich nochmals für uns - zum abendlichen Spaziergang oder fürs Kino. Als Jenny, unsere Große, von der Oma wieder nach Hause kam, konnten wir uns mit ihr allein nochmals ausgiebig geschäftigen. Diese Zeit empfand ich als die »Ruhe vor dem Sturm«. Vor dem Zwillingsalltag graute mir ein wenig.

Je besser es mir ging, desto mehr wünschte ich, ich könnte endlich mit den Kindern nach Hause gehen. Mich nervten vor allem die vielen übertriebenen Hygieneamaßnahmen. Zum Beispiel musste man beim »Zwillingswechsel« erst den Kittel wechseln und nach fast schon chirurgischer Manier die Hände waschen, was den Umgang mit den beiden sehr erschwerte. Ärgerlich war für mich auch, dass nur frisch, das heißt, im Hause gezapfte Muttermilch den Babys gegeben werden durfte. Ich musste also alle Milch, die ich in meinem Krankenhaus abpumpte, in den Ausguss schütten! Das war sehr schlimm, denn ich kam mit dem Abpumpen gut zurecht und hätte gerne alles meinen Babys zugute kommen lassen. Mein Mann hätte sich als Kurier zur Verfügung gestellt, aber »aus hygienischen Gründen« wurde dies von der Kinderklinik abgelehnt. Ich finde diese Haltung vollkommen überzogen, denn gerade Frühgeborene sollten besonders viel Muttermilch erhalten.

Als ich meine Kinder nach fünf Tagen (ich lag in einer anderen Klinik) das erste Mal besuchen konnte, habe ich nur tränen-

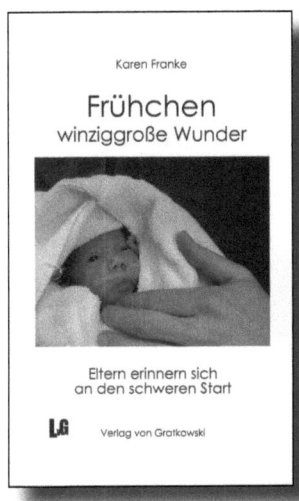

Bücher zum Weiterlesen - unter www.twins.de und im Buchhandel (auch online) bestellbar

Karen Franke

Frühchen
winziggroße Wunder

Eltern erinnern sich an den schweren Start

Verlag von Gratkowski

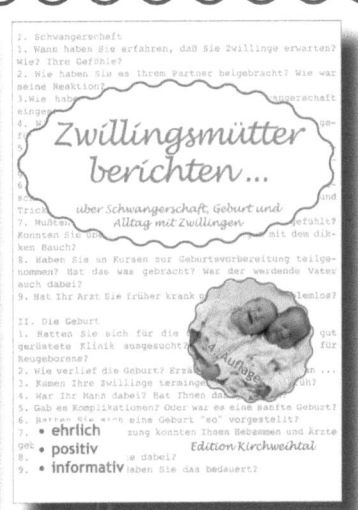

Zwillingsmütter berichten ...

über Schwangerschaft, Geburt und Alltag mit Zwillingen

• ehrlich
• positiv
• informativ

Edition Kirchweihtal

überströmt vor den Inkubatoren gestanden. Meinem Sohn Marius ging es nicht so gut, wir wussten nicht, ob er es schaffen würde. Zehn Tage wurde er insgesamt beatmet, hatte Magen-Darm-Probleme und Gelbsucht. Nach einer Woche war er stabil und hatte gute Zukunftsaussichten. Tochter Jana wurde nur zwei bis drei Tage beatmet, hatte aber am 7. Tag eine Lungenentzündung. Meine Gefühle: Man hätte mir jedes fremde Kind vorlegen können und sagen können, es wäre meines, weil ich meine Kinder nach der Geburt ja nie gesehen hatte. Aber ich hatte diese beiden hilflosen Würmchen gleich lieb, eine richtige Mutter-Kind-Beziehung hat sich aber erst etwas später entwickelt, als ich viel bei der Betreuung mithelfen konnte. Die Entwicklung unserer Kinder in dieser Zeit lief gut. Es gab keine weiteren Probleme mehr und sie nahmen stetig aber langsam zu. Die Kinder waren leider schon an die Flasche gewöhnt, dennoch habe ich sie fünf Monate mit abgepumpter Muttermilch ernährt.

Nach zwei Wochen wurde meine Frau entlassen. Die Kinder haben insgesamt fünfeinhalb Wochen in der Klinik verbracht. Die leichtere Gesa wurde anfangs über eine Magensonde ernährt, die sie sich jedoch immer wieder herausriss. Wir haben so oft wir nur irgend konnten, die Kinder in der Klinik versorgt (Füttern, Wickeln, Baden), was in unserer Klinik jederzeit möglich war, und sie haben selbst eine siebenstündige Bluttransfusion überstanden.

Als Resumée bleibt zu ziehen, dass die Wahl der Klinik in unserem Falle richtig war und wir uns nach diesen Erfahrungen wieder für eine hochtechnisierte Klinik entscheiden würden, sei sie auch auf den ersten Eindruck noch so unpersönlich und kalt.

*) diese Beispiele wurden dem Buch „Zwillingsmütter berichten" entnommen. Es enthält viele weitere Berichte von Eltern - meist von den Müttern und natürlich vor allem auch zu anderen Themen.

Wer sich vor allem für Beiträge von Frühcheneltern interessiert, für den ist unser Frühchenbuch genau das Richtige.

Beide Bücher gibt es noch - siehe Seite 15. Sie können bei uns oder im Buchhandel bestellt werden.

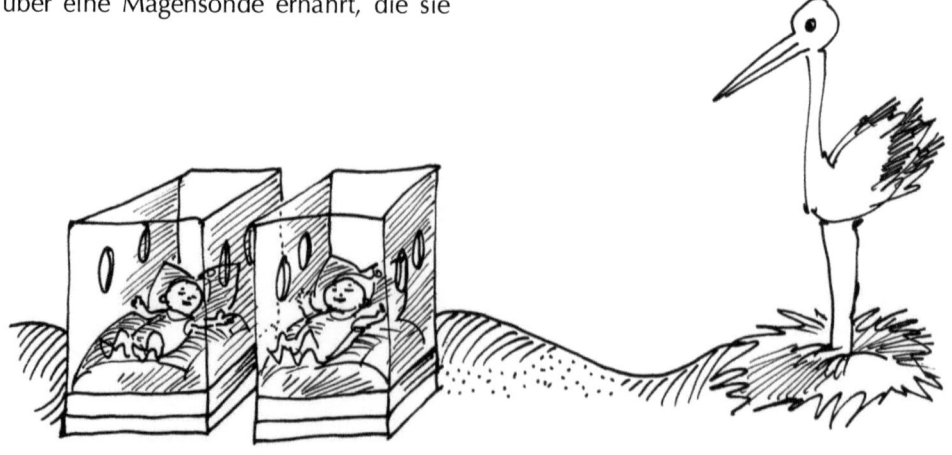

Das Beste: Muttermilch für Frühchen

Seit vielen Jahren setzt sich der Frühchenverein Das frühgeborene Kind e.V. mit Sitz in Frankfurt am Main für die kleinsten der Kleinen ein. Die Initiative „Kleine Helden - große Helfer" soll Monat für Monat neue Schwerpunktthemen in die Öffentlichkeit rücken. Diesmal ist es die Muttermilch.

Muttermilch ist Medizin! Und dies gilt besonders für frühgeborene Kinder.

Dazu schreibt der Frankfurter Verein: Es ist kein Geheimnis, dass die Ernährung grundlegenden Einfluss auf die Gesundheit und Entwicklung eines Kindes hat - viel mehr noch, wenn es um Frühgeborene und kranke Neugeborene geht. „Muttermilch ist für diese Kinder nicht nur Ernährung, sondern sogar überlebenswichtig - erwiesenermaßen. Also, je höher der Anteil von Muttermilch an der Ernährung, desto besser", macht Dr. Corinna Gebauer, Oberärztin der Neonatologie am Universitätsklinikum Leipzig, ärztliche Leiterin der Frauenmilchbank Leipzig und Mitglied des Boards der EMBA (European Milk Bank Association), deutlich.

Um auf die Bedeutung von Muttermilch für Frühgeborene aufmerksam zu machen, war es der Oberärztin ein besonderes Anliegen, sich an der noch jungen bundesweiten Kampagne „Kleine Helden - große Helfer" zu beteiligen, die sich auf verschiedenen Ebenen für optimale Lebenschancen von Frühgeborenen einsetzt.

Diese Kinder sind in der Regel nicht krank, sondern hauptsächlich unreif und daher auf eine optimale Umgebung angewiesen. Dazu zählen verschiedene Faktoren, so ist neben der besten medizinischen Versorgung auch ein stabiles familiäres Umfeld wesentliche Voraussetzung für ihre möglichst gesunde Entwicklung. „Wir wollen gemeinsam mit Partnern und medizinischen Einrichtungen rund um das Thema Frühgeburt unterstützend tätig werden und auf die besonderen Herausforderungen bei der Versorgung von Frühgeborenen aufmerksam machen", erklärt Barbara Grieb, die Vorsitzende des Bundesverbandes „Das frühgeborene Kind" e.V., den Hintergrund der Kampagne, die erst kürzlich angelaufen ist.

Muttermilch ist mehr als Nahrung - sie ist zugleich Medizin und Signalstoff!

Vorrangiges Ziel sei es, alle Frühgeborenen und kranken Neugeborenen möglichst umgehend und den aktuellen Ernährungsempfehlungen der World Health Organization (WHO) für Neugeborene entsprechend langfristig mit der Milch der eigenen Mutter zu versorgen.

Die Schutzfunktionen für Frühgeborene sind durch die Gabe von Muttermilch enorm! „Eine einzigartige Mischung in der menschlichen Milch schützt die Kinder in der kritischen Phase nach Geburt vor Infektionen, Sepsis und Erkrankungen des Darms. Zudem hat Muttermilch einen langfristig positiven Effekt auf die neurologische Entwicklung und stellt einen Schutz vor Herz-Kreislauf-Erkrankungen im späteren Leben dar", so Gebauer weiter.

Im Gegensatz zu industriell hergestellter Milch enthält Muttermilch neben wichtigen Nährstoffen (Mineralstoffen, Laktose, Fett, Protein), hundert weitere Inhaltsstoffe, unter anderem Hormone, die das Verdauungssystem reifen lassen, Enzyme, die die Nahrungsverträglichkeit fördern, lebende Zellen (weiße Blutzellen und Stammzellen) oder auch präbiotische Moleküle und probiotische Bakterien - das macht Muttermilch einzigartig, als Nahrung, Medizin und Signalstoff!

„Und sollte keine oder nicht genügend Milch der eigenen Mutter vorhanden sein, dann ist Spenderinnenmilch die nächste beste Option", macht Dr. Susanne Herber-Jonat, Neonatologin am Universitätsklinikum Großhadern in München, mit Nachdruck deutlich. Auch diese Einrichtung und Geburtsstätte vieler Zwillinge und Drillinge (und von Max und Conny) beteiligt sich an der Kampagne „Kleine Helden - große Helfer", die unter anderem darauf abzielt, beispielgebende Modelle, wie eben das der Frauenmilchbank an der Uniklinik in Leipzig oder die Arbeit auf der Neointensiv am Klinikum der Ludwig-Maximilians-Universität in München, allen Frühchen zukommen zu lassen, um optimale Lebenschancen für Frühgeborene flächendeckend zu fördern.

Weitere Themenschwerpunkte bilden die Kernbotschaften „Wir setzen auf vernetzen", „Patientensicherheit", „Qualifiziertes Team" und „Zuhause auf Zeit". Natürlich seien bundesweit alle auf dem Gebiet der Frühgeborenenversorgung aktiven Einrichtungen aufgerufen, sich an der Kampagne zu beteiligen und unter www.kleine-helden.org Einblicke in ihre wertvolle Arbeit zu gewähren.

Im November mündet die Kampagne „Kleine Helden - große Helfer" in ein Vortrags- und Diskussionsveranstaltungs-Forum rund um den Weltfrühgeborenentag am 17.11.2017. Das Forum wird anlässlich der Eröffnung des neuen Eltern-Baby-und-Familienzentrums an der Kinderklinik Dritter Orden in Passau stattfinden.

Die Kampagne „Kleine Helden - große Helfer" wurde vom Bundesverband „Das frühgeborene Kind" e.V. in Kooperation mit der Gesellschaft für Neonatologie und Pädiatrische Intensivmedizin (GPNI) und der Süddeutschen Gesellschaft für Kinder- und Jugendmedizin e.V. initiiert.

Unterstützt wird die Kampagne dabei von Medela Deutschland und der Kinderklinik Dritter Orden Passau. Weitere Förderer sind das Hessische Ministerium für Soziales und Integration, sowie die Chiesi GmbH und AbbVie Deutschland GmbH.

Demnächst neu: So kannst Du Deine Zwillinge & Drillinge stillen

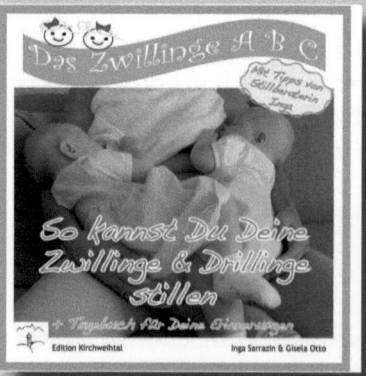

Für unser neues Buchprojekt - ein Stillbuch mit Tagebuchfunktion - konnten wir Inga Sarrazin als Autorin gewinnen. Die Zwillingsmutter gibt Kurse für (werdende) Zwillingseltern in Berlin und ist ausgebildete Stillberaterin. Das Buch wird unser bisheriges Standardwerk "Zwillinge stillen" von Susanne Wittmair nur ergänzen. Das neue Buch (mit Ringbindung) wird im Oktober herauskommen. Bestellt werden kann es jetzt schon.

Allerdings erst auf www.twins.de - der gesamte Buchhandel kommt später dazu.

Spezielle Frühchen-windel von Pampers

Mit der neuen Pampers P-3 Frühchenwindel können ab Oktober Krankenhäuser in Deutschland ausgestattet werden. Ganz besonders ist, dass die Windel in enger Zusammenarbeit mit Fachpersonal von Frühchenstationen entstand.

Mehr Windel als Kind - kennt Ihr das auch noch aus der Zeit, als Eure Zwillinge vielleicht zu früh geboren wurden? Da immer mehr Frühchen sehr viel zu früh und mit unter 500 Gramm geboren werden, wird es ab Oktober die winzige Windelgröße P 3 geben. P 2 für ein Geburtsgewicht von unter 1.800 Gramm gibt es schon seit 2002.

Die neuen Frühchenwindeln von Pampers sind besonders weich. Flexible Bündchen an den Beinen verbessern den Komfort und ermöglichen Familien beispielsweise auch die Känguru-Methode. „Enger Körperkontakt ist für Frühchen besonders wichtig. Es zeigte sich in verschiedenen Studien zur Känguru-Methode, bei der die Kleinen bis auf die Windel Haut an Haut auf den Oberkörper ihres Elternteils gelegt werden, dass Berührungen einen großen Einfluss auf die Entwicklung von Babys haben.

„Das erste Mal im Arm halten, gemeinsam Einschlafen und natürlich auch ganz alltägliche Dinge wie Wickeln und Baden gehören dazu," so Pampers-Expertin und Frühchenspezialistin Carmen Beck. Jede Pampers Frühchenwindel hat außerdem eine einzigartige absorbierende Lage, die Nässe und flüssige Ausscheidungen (ein häufig auftretender Nebeneffekt von Antibiotika) von der Haut des Babys wegleitet. Zusätzlich ermöglicht die Pampers P-3 Frühchenwindel mit ihrem dehnbaren und flexibel am Windelstoff haftenden Verschluss einen individuellen Sitz und bestmöglichen Schutz - vorne sowie hinten. Und dabei „minimal handling", was so viel Zuwendung wie nötig, so wenig Störung wie möglich, bedeutet.

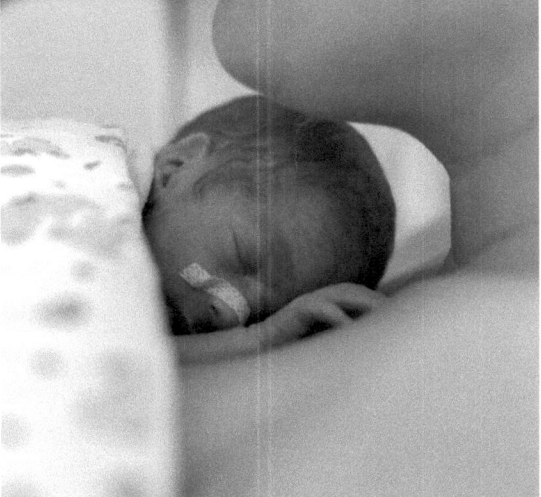

Endlich die richtig kleine Windel für ganz kleine Frühchen.

Vorlesebuch: Eine Stimme für Frühchen

Frühchen entwickeln sich besser, wenn Mama und Papa sich viel um sie kümmern können. Auch die längst aus dem Mutterleib bekannte Stimme der Mama hilft diesen kleinen Babys, sich besser zu entwickeln. Doch was erzählt man den Frühchen? Geschichten aus einem Vorlesebuch.

Eine tolle Idee: Ein Buch mit Geschichten, die man den kleinen Frühchen am Brutkasten vorlesen kann, wenn man bei ihnen sein möchte und einem die Worte fehlen - wie so oft.

„Wenn ein Frühchen das Licht der Welt erblickt, beginnt für die Eltern eine sehr emotionale Zeit, in der sie sich oft hilflos fühlen", steht auf der Rückseite des Geschichtenbuches mit dem Titel „Eine Stimme für Frühchen". Stundenlang sitzen Eltern neben dem Inkubator und beobachten ihre kleinen Vögelchen, die viel zu früh aus dem Nest gefallen sind. Genauso ist es - sehr gut beschrieben. Und weiter: „Der Anblick ist nicht leicht zu ertragen, denn sie können

so wenig für ihre eigenen Kinder tun. Und doch sind die Frühstarter darauf angewiesen, dass ihre Eltern zu ihnen halten."

Und da kommt die Stimme der Eltern ins Spiel. Die Babys kennen sie bereits aus dem Mutterleib. Die Stimme der Eltern gibt ihnen Sicherheit und Geborgenheit zurück und hilft auf diese Weise, dass sich die kleinen Frühchen gut entwickeln.

Und was lesen wir den Babys vor? Etwas von der Raupe Usemuck, von Carlotta mit dem vermeintlichen Sprachfehler, von Paul dem Ersten, der Schneckenkönig ist oder vom abenteuerlustigen Igel Isidor. Die Geschichten zeigen, dass die Kleinen manchmal ganz groß sind. Zusammen mit Erfahrungsgeschichten von Frühcheneltern und einfühlsam gezeichneten Bildern hilft das Buch nicht nur den Kleinen, es macht auch den Eltern Mut.

Wir haben ein Buch über unser Blog verlost. Es lohnt sich also, immer mal wieder dort hinein zu schauen.

www.zwillingemachenkriegenhaben.de

Wir verlosen das andere hier. Schreibt uns eine E-mail an: info@twins.de

Julia Schierhold-Urlichs, Tanja Sehrndt, „Eine Stimme für Frühchen - Geschichten zum Vorlesen am Inkubator", Grüner Sinn Verlag, 24,90 € (D), 25,70 € (A)

Das schreiben User auf unserem Blog dazu

Da waren sich unsere User unseres Blogs Zwillinge machen kriegen haben einig: Die Idee, ein Buch mit Geschichten für Frühchen zu machen, ist toll! Fast alle haben schon einmal erlebt, wie es ist, stundenlang vor dem Inkubator zu sitzen und nichts tun tu können. Nichts? Doch: vorlesen ...!

Ich würde das Buch gerne für liebevolle Freunde gewinnen. Sie haben ihre Zwillingsmädels in der 28 SSW zur Welt bringen müssen. Die Kleinere der beiden wog zu dem Zeitpunkt 850 Gramm und es sind lange Wochen auf der Neo des UMG in Göttingen vergangen. Seit dem engagiert sich die Familie bei den Kleinen Löwen e.V. .
Ich hoffe, dass das Buch durch ihr Engagement anderen Frühcheneltern auf der Neo des UMG helfen kann. (Nadine)

Das Buch ist eine sehr sehr gute und tolle Idee. Auch wir haben unsere Zwillinge 10 Wochen zu früh bekommen und man verbringt sehr viel Zeit am Inkubator, sowie auf der Neonatologie. Aufgrund der sehr guten Erfahrung mit ‚unserer‘ Frühchenstation würden wir das Buch dem Elternzimmer spendieren. Damit man auch weiß, dass man in so manch schweren Stunden nicht alleine ist. (Silke)

Oh ich würde mich so freuen! Unser Frühchen Leo kam letzten Dezember 11 Wochen zu früh auf die Welt. Da gab es das Buch leider noch nicht. Wir haben die Zeit dennoch gut hinbekommen würden uns aber freuen, das Buch der so liebevollen Station im Klinikum Kassel spenden zu können. LG Lena

Wir sind seit 8,5 Wochen in der Klinik und nach wie vor auf der Neointensiv und müssen bestimmt noch ein paar Wochen dort bleiben sind 15,5 Wochen zu früh neugierig auf die Welt gewesen. Da wäre so ein tolles Buch bestimmt eine nette Abwechslung zum Klinikalltag.
Liebe Grüße - Stefanie

Wir haben selbst ein Frühchen und hätten schon von Anfang an gerne so ein tolles Buch gehabt. Bei uns war zum Beispiel die Musiktherapie ein Highlight, da habe ich zusammen mit dem Therapeuten Kinderlieder gesungen, das war wunderbar! Die Kleinen sind richtige Kämpfer und ich bin unheimlich stolz, dass wir es nach sechs Wochen aus der Klinik geschafft haben, auch wenn wir später noch sehr oft zu Gast waren ... Ich würde mich wahnsinnig über das tolle Buch freuen (Frühchenmama)

Frühchenbücher zu verschenken

Wir haben unser Frühchenbuch - siehe Seite 15 - auch noch zu Hauf da. Einige Bücher sind durch die lange Lagerungszeit etwas vergilbt. Soll ich sie wegwerfen? Kann ich nicht. Ich verschenke die Mängelexemplare gerne. Wer das Buch zum Weitergeben an eine Frühchenstation brauchen kann, melde sich bitte unter info@twins.de

Schnelle Tipps - gute Ideen

Zwillings- und Drillingseltern müssen vor allem praktisch denken. Deshalb haben sie Tipps und Ideen auf Lager, die wirklich hilfreich sind. Haben Sie auch einen Vorschlag, der auf diese Seite passt? Her damit!

Unsere E-mail: info@twins.de

Kinder mit großem Bewegungsdrang müssen diesen rauslassen können. Leicht gesagt - denn nicht immer ist soviel Platz im Kinderzimmer. Was immer passt, ist eine Sprossenwand. Zwillingsmutter Tina schreibt dazu.

Sergej und Vladimir, unsere adoptierten Zwillinge, haben einen starken Drang, sich zu bewegen. Um dem Bewegungsdrang gerecht zu werden, hat unser Opa für die beiden eine Sprossenwand gebaut. Dazu haben wir eine dicke Turnmatte gekauft. Bei schlechtem Wetter super zum Toben.

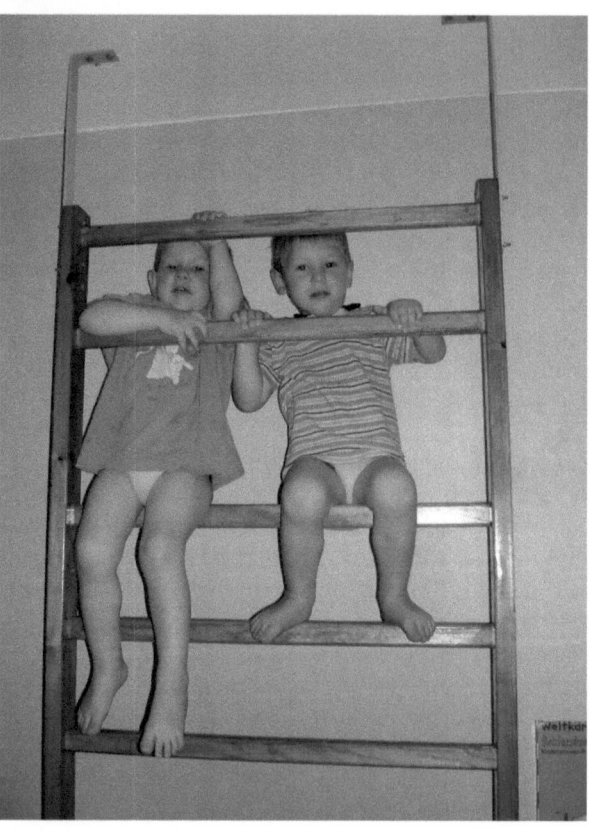

So eine Sprossenwand kann man beklettern und besitzen. Nur festhalten sollten sich Vladimir und Sergej.

Langeweile im Kinderzimmer muss es nicht geben. Es reichen schon ein paar einfache Kartons, um Zwillinge und Drillinge zu beschäftigen. Zwillingsmutter Miriam schreibt dazu.

Meine Zwillinge Lisa und Markus sind immer dann nervig, wenn ihnen nichts mehr einfällt. Sie wollen beschäftigt werden. Nichts leichter als das. Ich habe ein Sortiment aus Pappkartons im Keller, die wir immer mal wieder rausholen und ins Kinderzimmer stellen.

Damit der Anreiz größer ist, habe ich die Kartons zusammen mit den Zwillingen bemalt. Da sind ja der Phantasie keine Grenzen gesetzt. Wir haben uns für eine Eisenbahn-Bemalung entschieden.

Dann stellen Lisa und Markus die Kartons hintereinander im Zimmer auf und spielen Eisenbahn. Sie setzen sich in die Kartons oder beladen sie oder

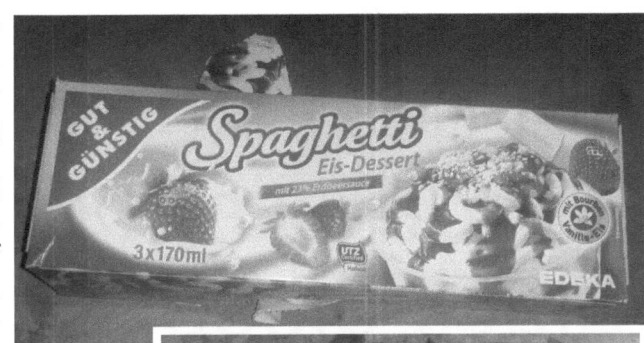

entladen sie. Jedenfalls geht das eine ganze Weile lang gut.

Das nächste Mal muss ich mal ein Foto machen und es Euch schicken. Die Idee ist einfach, aber wirklich nützlich.

Da sind wir uns einig: Tupperdosen sind eine tolle Erfindung. Leider bekommen sie immer Beine und gehen verloren. Und dafür sind sie eigentlich zu teuer, findet Zwillingsmutter Katrin. Hier ihr Vorschlag:

Also irgendwo kriegen die kleinen Tupperdosen immer Füße. Wenn ich Äpfel oder Trauben für die Schule einpacken will, finde ich keine kleine Dose mehr, weil alle Kinder sie verschleifen und nicht mehr mitbringen, meistens finde ich dann im Herbst wieder einige Dosen, wenn das Laub im Garten sie wieder freigibt.

Spaghetti-Eis hat eine praktische Verpackung

Unsere Kinder lieben Spagetti-Eis. Und da kam ich auf eine Idee. Dieses Eis ist praktisch verpackt und die drei kleinen Dosen lassen sich gut verschließen und gehen nicht so schnell auf. Also sammelte ich diese Dosen, spülte sie in der Spülmaschine (das halten sie locker aus, ohne zu schmelzen) und gab sie den Kindern mit zum Spielen in den Garten

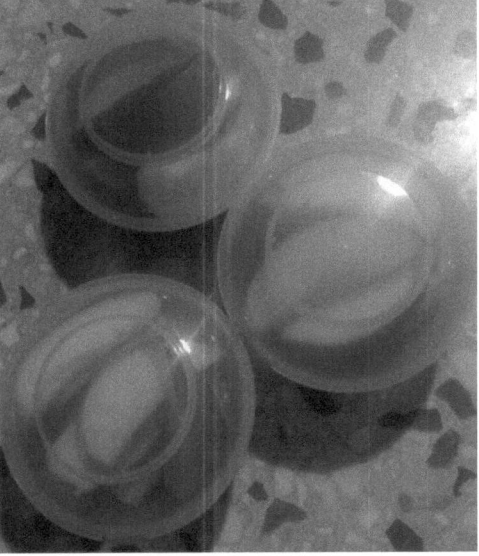

und jetzt auch als kleine Butterbrotdose mit in die Schule.

Die neuen Brotzeitdosen sehen richtig nett aus und meine hochwertigen Tupperdosen kriegen jetzt auch keine Füße mehr. Grins.

Neue Tipps? Dringend gesucht!

Beiträge, Tipps & Fotos bitte an

info@twins.de

Übrigens: Es gibt ein tolles Programm für das Senden großer Datenmengen, das man sich einfach kostenlos aus dem Internet laden kann: **We Transfer**

Auf dem Rücken der Pferde - liegt das Glück dieser Erde ...

Wohl dem, der einen kleinen Privatzoo sein eigen nennt. Bei den Zwillingen Sören und Emil ist das so. Die beiden können nicht nur Katzen streicheln und Hasen füttern - sie können auch reiten.

Was kann es Schöneres geben, als naturnah aufzuwachsen? Das Glück der Erde liegt auf dem Rücken der Pferde - sagt man und das scheint zu stimmen, wenn man die Zwillinge Emil und Sören und deren großen Bruder Björn auf einem Ausritt begleitet. Zwillingsmama Franziska schreibt uns:

„Heute machen wir einen Ausritt ins Grüne. Erst werden die Ponys Jenny (hellbraun) und Pirat (dunkelbraun) geputzt. Dabei ist besonders wichtig, ordentlich die Sattellage sauber zu machen, da sonst der Sattel reibt ... sagt die Mama immer. Die Sattellage ist der Teil auf dem Rücken des Ponys, wo der Sattel drauf liegt.

Natürlich sollen die Ponys auch schön aussehen und deshalb müssen die Mähne und der Schweif schön ausgebürstet werden. Das Hufeauskratzen gehört auch dazu - aber das macht mal lieber die Mama. Denn obwohl die Ponys auch nicht so groß sind, sind wir doch zu klein, um das alleine zu schaffen.

Dann wird gesattelt und die Trense drauf gemacht. Die Trense ist das Metallteil, das die Ponys in das Maul bekommen und wo die Zügel dran festgemacht werden. Damit lassen sie sich lenken ... Hof-

fentlich. Dann noch den Sattel festzurren, damit wir aufsteigen können.

Und weil es wichtig ist, dass wir geschützt sind, falls wir doch einmal unfreiwillig absteigen, müssen wir den Reithelm aufsetzen. Der ist ganz wichtig, sagt unsere Mama.

Und dann kann's auch schon los gehen. Mama hilft uns beim Aufsteigen und los geht's. Hopp, hopp, hopp, Pferdchen lauf Galopp, über Stock und über Steine und wirf mich nur nicht ab ... ;-)

Natürlich geht unsere Mama mit, wenn wir durch den Wald reiten. So eine Runde durch den Wald zu reiten an einem schönen warmen Sommertag ist richtig toll.

Zu Hause angekommen, macht Mama noch paar schöne Bilder von uns - auf Jenny (hellbraun) sitzt Emil, der stolze Cowboy. Auf Pirat (der ist dunkelbraun) sitzt Sören und auch mal unser großer Bruder Björn.

Der ist auch mal ein kleines Stück mit geritten und manchmal sind Sören und Björn auch zusammen auf dem Pirat gesessen - er hält das aus.

Liebe Grüße sagen die drei Cowboys - Sören, Emil und Björn.

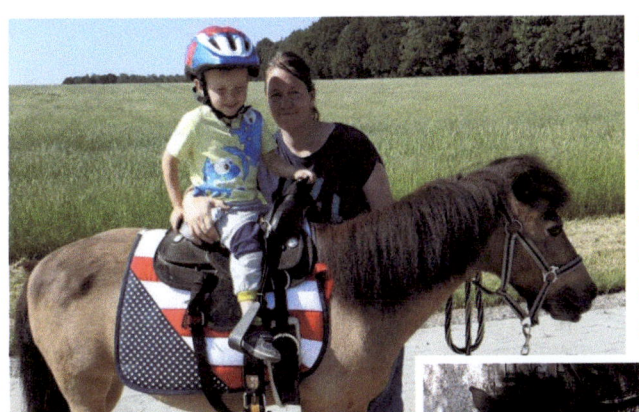

Mit Tieren und Natur aufwachsen - was kann es Schöneres geben? Für Emil, Sören und den grösseren Bruder Björn ist es das Paradies. Natürlich muss Mama Franziska dabei sein,

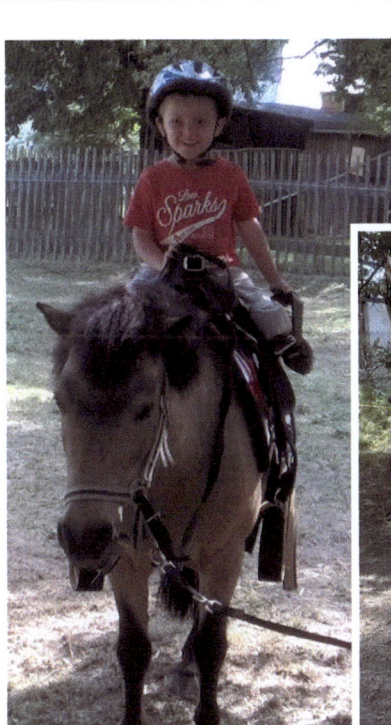

wenn die kleinen Cowboys ausreiten oder die Ponys pflegen wollen. Allen, die jetzt auf das tolle Landleben neidisch sind, sei gesagt: Macht doch mal Urlaub auf einem Bauernhof - da kommen Eure Kinder auch an Tiere ran.

Trotz mal 2 - aushalten oder aushalten?

Warum macht vielen Zwillingseltern die Trotzphase so zu schaffen? Weil die Wutausbrüche doppelt kommen, weil sich die Zwillinge gegenseitig kopieren und weil der Alltag sowieso schon stressig genug ist. Zwillingsmutter Birgit berichtet darüber.

Wenn man Mutter wird, denkt man zuerst an die schönen Seiten der Mutterschaft. Das Trotzalter gehört ganz sicher nicht dazu. Und deshalb wurde ich böse überrascht, als es bei uns einsetzte.

Meine Zwillinge Marco und Tino waren eigentlich liebe Jungs. Bis zum Alter von zwei Jahren überwogen die guten Zeiten. Dann plötzlich war es Marco, der sich eines Tages auf dem Rückweg vom Schlitten fahren, mitten auf dem Fußweg hinwarf, strampelte und schrie, nicht mehr aufstehen wollte und tobte wie ein Wilder. Er wollte noch nicht nach Hause gehen. Da uns anderen aber kalt war und es langsam dunkel wurde, war es Zeit, nach Hause zu gehen.

„Was hat er bloß?" dachte ich. „Warum spinnt der denn so?" Es war, als hätte jemand den Schalter umgelegt.

Fortan gab es solche Zwischenfälle in schöner Regelmäßigkeit, nicht jeden Tag, aber immer wieder. Und an wechselnden Orten - im Supermarkt, auf dem Spielplatz mit Publikum, zu Hause ohne Publikum - morgens, mittags, abends. Nahezu unberechenbar.

Und was machte Zwillingsbruder Tino? Anfangs stand er daneben, ähnlich verwirrt wie ich und sah der Szene sprachlos zu. Nicht lange dauerte es, da fand er es lustig, was sein Bruder veranstaltete.

Und dann machte er ihn nach. Er imitierte das von mir inzwischen als „Trotz" definierte Verhalten seines Bruders.

Waren meine Nerven vorher schon bis zum Zerreißen gespannt, so wurde es jetzt noch schlimmer. Denn ist man schon mit einem bockigen Kind, das man wie einen störrischen Ziegenbock hinter sich herschleifen muss, wenn man weiter kommen möchte, Objekt der Begierde aller Umstehenden, dann steht man mit zwei schreienden, bockigen Kindern erst Recht im Mittelpunkt des Geschehens.

Und dann kommen die Kommentare, auf die man gerne verzichtet hätte ... „Also, wenn das mein Kind wäre, dann hätte ich schon längst ..." oder auch die Mitleidstour: „Oh, was hat er denn, er Kleine? Ist die Mama wieder böse gewesen? Oder: „Hat Dich Dein Bruder gehauen? ..."

Und ich - inzwischen mit hochroten Ohren - überlegte fieberhaft, wie ich der unguten Situation entkommen konnte, ohne dabei das Gesicht (und die Erziehungskompetenz) zu verlieren.

Was hatte es mit dem Trotz auf sich? Warum tickte ein bis dahin liebes Kind plötzlich so aus? Wie konnte ich als Mutter reagieren? Durfte ich eigene Wut auf mein Kind/auf meine Kinder zulassen? Was konnte ich zu den Passanten sagen, die ungefragt ihre Erziehungsratschläge gaben oder meinten, sie konnten entweder mich oder meine Jungs tadeln?

Ich bekam ein Buch in die Hand, das es heute leider nicht mehr gibt: „Nein,nein, will nicht!" von Barbara Sichtermann*). Darin wird detailliert beschrieben, woran es liegt, dass Kinder mit etwa zwei Jahren in das sogenannte Trotzalter kommen. Vereinfacht gesagt, liegt es daran, dass sie mehr wollen, als sie können. Sie wollen sich allein anziehen - es klappt nicht. Sie wollen etwas essen, was es eben jetzt nicht gibt - zum Beispiel Süßigkeiten im Supermarkt. Sie wollen mit einem Spielzeug spielen - bei dem sie noch die Hilfe von größeren Kindern oder eines Erwachsenen brauchen ... und und und. Der Trotzanfall kann sich an kleinsten Kleinigkeiten entzünden und dann ist das bockige Kind für keine Vernunft mehr zugänglich.

Ich habe in solchen Momenten auch gar nicht versucht,

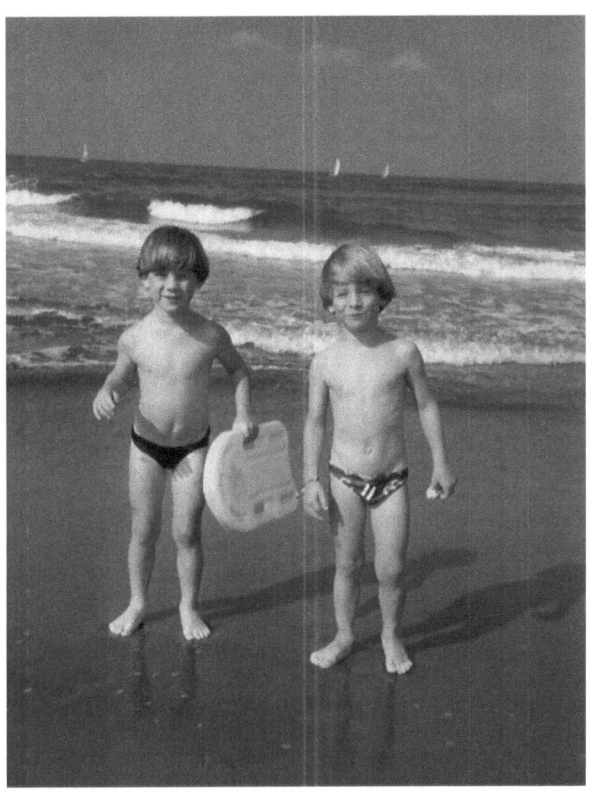

Auch so zwei „Kandidaten" - Maximilian und Constantin - gerade noch im besten Trotzalter. Max (links) wollte nicht schwimmen lernen. Zwei Tage lang heulte er im Urlaub.

mit Vernunft auf Marco einzuwirken. Ich packte den Schreihals und suchte das Weite, wenn ich unterwegs war. Nur schnell, schnell heim.

Kam der Anfall zu Hause, dann schickte ich ihn in sein Zimmer, wo er nach Herzenslust randalieren konnte. Dass er sich dabei nicht verletzen konnte, war klar. Unser Kinderzimmer glich jedenfalls zeitweise einer besseren Gummizelle.

Nach diesen Wutausbrüchen war Marco meist sehr anschmiegsam und liebebedürftig. Wenn er sich ausgetobt hatte, war ja auch alles wieder gut ... und ich nahm ihn dann in den Arm.

Tino, der eher weniger bockig war, im Grunde nur seinen dominanten Bruder imitierte, war auch schneller wieder ruhig zu bekommen.

Haben alle Kinder Trotzanfälle? Nein, ganz sicher nicht. Aber alle, die eine solche Phase haben, überwinden sie eines Tages. Gott sei Dank! (Birgit S.)

*) Es gibt jetzt ein neues Buch zum Thema Trotz „Die Trotzphase ist kein Ponyhof", geschrieben wurde es von Zwillingseltern, die vielen durch das Blog „Einer schreit immer" bekannt sind. Mehr dazu auf Seite 28.

„Eltern-Survival-Guide"

Christina Tropper und ihren Mann Alexander Smutni-Tropper hatten die Idee zu einem Blog mit dem bezeichnenden Titel „Einer schreit immer". Jetzt haben sie ein Buch über und gegen den Trotz verfasst. Ein Interview.

ZWILLINGE: Man kennt Dich als Bloggerin von „Einer schreit immer". Ein guter Titel - kann jede Zwillingsmutter, jeder Zwillingsvater nachvollziehen. Dann hat Euch sicher auch die Trotzphase doppelt erwischt, nachdem das Anfangsgeschrei vorbei war, oder?

Christina: Hihi ... genau. Wobei ich denke, sobald eine Familie mehr als zwei Kinder hat, schreit immer einer. Den Bog lesen ja auch viele Mütter, deren Kinder nicht weit auseinander sind. Und ich weiß es ja nicht genau, aber ich denke es wird auch nicht so schnell aufhören mit dem Lärm bei uns im Haus. Die Trotzphase beginnt halt so in etwa mit 1,5 Jahren. Meine Zwillinge sind jetzt vier Jahre alt und der Trotz klingt gerade aus. Ich habe mich aber eingehend mit dieser „Phase" beschäftigt. Alleine schon, um sie selbst unbeschadet zu überleben.

ZWILLINGE: Kannst Du eine Situation aus dieser Zeit schildern?

Christina: Ach, da gibt es viele Situationen. Etwa wenn der Löffel die falsche Farbe hat. Oder wenn ein Kind im Winter die Sandalen anziehen will. Oder natürlich der Klassiker: Trotzanfall im Supermarkt an der Süßwarenkasse. Im Buch werden alle diese Situationen beschrieben, humorvoll und auch realistisch. Und dann gibt es dazu Tipps von Müttern und Experten. Ich glaube, dass alle Mütter diese Situationen kennen, innerlich schmunzeln und sich denken: „Ok, es geht wohl allen gleich!"

ZWILLINGE: Was habt Ihr getan, wenn einer Eurer Zwillinge (oder beide) einen Wutanfall aus Trotz hatte?

Christina: Der Supergau ist natürlich, wenn beide Kinder trotzen. Wenn sie sich gegenseitig aufschaukeln und gegenseitig so reizen, dass man sich als Erwachsener am liebsten selber auf den Boden werfen möchte. Im Endeffekt nützt da gar nichts, außer ruhig bleiben und abwarten. Ein guter Tipp ist sicher auch, dass man versuchen sollte, Trotzanfälle am besten zu vermeiden. Das heißt: Nicht mit hungrigen oder müden Kindern einkaufen gehen. Etc.

ZWILLINGE: Ist es bei Zwillingen Eurer Erfahrung nach schlimmer und wenn ja, warum?

Christina: Ich hab ja keinen Vergleich. Denke aber schon, dass es schlimmer ist. Weil sich die Kinder ja gegenseitig aufschaukeln. Und wenn einer mal so richtig in Rage ist, dann denkt der zweite: „Ok - da mache ich mal zur Sicherheit mit." Ich muss hier jetzt aber mal sagen, dass sich das Buch nicht speziell an Zwillingsmütter richtet, nicht, dass da falsche Erwartungen geweckt werden. Es ist ein Trotzbuch für ALLE Eltern.

ZWILLINGE: Wie seid Ihr auf die Idee gekommen, ein Buch über Trotz zu schreiben?

Christina: Es war unglaublich. Ich wurde vom Verlag angeschrieben. Die haben Autoren für ein humorvolles Trotz-Buch gesucht und fanden den Blog eigentlich ganz gut.

ZWILLINGE: Was sind die wichtigsten Gründe für diese kindlichen Wutausbrüche? Kannst Du das kurz erläutern?

Christina: Überforderung. Das Kind kann seine Gefühle nicht einordnen. Es entwickelt seinen eigen Willen. Man muss sich vorstellen, dass da ein kleiner Mensch ist, der noch nicht richtig sprechen kann und gewisse Fertigkeiten noch nicht hat, der aber gerade seinen eigenen Willen entdeckt und entwickelt. Darum heißt die Trotzphase ja auch „Autonomiephase", oder „Phase des Willens". Trotzphase ist halt den meisten Menschen geläufiger. Es ist so: Das Kind möchte eigenständig agieren und kann es noch nicht richtig. Das ist ganz schön fordernd, oder? Das Ergebnis: Ein Gefühlschaos. Der sprichwörtliche Trotzanfall. Eingangs ist im Buch eine Situation beschrieben: Stell Dir vor, Du bist bei der Schachweltmeisterschaft in China. Aber Du kannst kein Schach und sprichst kein Chinesisch. Genau so geht es Kindern in der Trotzphase: Sie sind überfordert und drehen deshalb einfach kurz durch. Es ist ein Kurzschluss im Gehirn, der die kleinen Trotzköpfe einfach übermannt. Und in Wahrheit ist dieser Kurzschluss sehr wichtig für die Entwicklung. Er ist für Eltern nur eben anstrengend.

ZWILLINGE: Und was tut „man" dagegen?

Christina: Ruhig bleiben und die Situation nicht persönlich nehmen. Wenn uns beim Autofahren jemand die Vorfahrt nimmt, nehmen wir das ja auch nicht persönlich. Wir ärgern uns kurz und dann ist es wieder gut. Bei Trotzanfällen von Kindern ist das Problem, dass Eltern es oft auf sich beziehen. Sie glauben, etwas falsch gemacht zu haben in der Erziehung oder sie sind beleidigt, weil sie alles für ihr Kind geben, aber trotzdem getrotzt wird. Dabei ist Trotz einfach ein Entwicklungsschritt. Ein Machtkampf ist in jedem Fall absolut zu vermeiden, denn dann verlieren beide: Eltern und Kinder. Es gilt Kompromisse auf Augenhöhe zu finden, mit denen die ganze Familie leben kann. Außerdem sollte man den Kindern immer eine Wahlmöglichkeit bei Entscheidungen lassen. Dann können sie auch besser damit umgehen, wenn einmal über ihren Kopf hinweg bestimmt wird.

ZWILLINGE: Und was tut „man" in dieser Situation besser nicht?

Christina: Auf das Kind einreden, selber ärgerlich werden. Selber die Nerven verlieren. Dass ein Machtkampf oder gar Gewalt absolut TABU sind, versteht sich ja von selber.

ZWILLINGE: Wann ist die Trotzphase bei den meisten Kindern vorbei?

Christina: Spätestens mit der Pubertät. Nein - um ehrlich zu sein, ist das von Kind zu Kind unterschiedlich. In den meisten Fällen ist die Trotzphase mit vier Jahren vorbei. Manche Kinder trotzen bis zum sechsten Lebensjahr. Egal, wie lange es dauert, die gute Nachricht ist: Es geht vorbei!

ZWILLINGE: Wann war sie bei Euch vorbei?

Christina: Die Kinder sind jetzt vier Jahre. Manchmal trotzen sie immer noch. Aber um ganz ehrlich zu sein, ich lasse sie dann einfach ausspinnen. Als Zwillingsmutter und Frühchenmama sieht man das alles - glaube ich - viel entspannter. Da hat man schon so viel durchgestanden, dass einen das bisschen Trotz eigentlich nicht wirklich um den Verstand bringen kann.

ZWILLINGE: Was wäre Dein allerwichtigster Tipp für Zwillingseltern, die gerade mittendrin stecken?

Christina: Baldrian. Oder Rotwein. Oder eine kurze Auszeit beim Masseur des Vertrauens, dann sieht man wieder alles mit anderen Augen ...

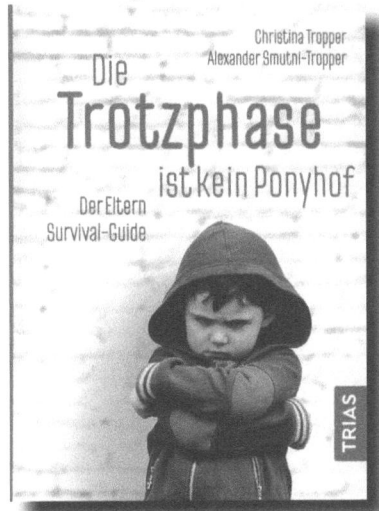

Wer möchte das Buch für uns lesen und besprechen? Schreibt an info@twins.de

Übungshefte für Schulanfänger

Viele Vorschulkinder fiebern mit großer Freude dem Ernst des Lebens - dem Schuleintritt entgegen. Wie lässt sich die Zeit bis dahin sinnvoll verkürzen? Ganz sicher mit den neuen Stabilo-Übungsheften, die auch so manchen Regentag im Herbst überbrücken helfen.

Die Aufregung steigt bei zukünftigen Schulanfängern - Schulranzen werden ausgesucht, Stifte gekauft, und spätestens zu diesem Zeitpunkt werden die ersten Buchstaben gemalt.

Bis zur nächsten Einschulung ist aber noch ein Weilchen hin. Macht nichts - mit den neuen Stabilo-Zeichenheften können sich Fast-Abc-Schützen jetzt schon spielerisch auf die Schule vorbereiten.

Damit aus dem Malen bald ein müheloses Schreiben wird, bietet STABILO Education die passenden Übungshefte an, die die Zeit bis zur tatsächlichen Schuleintritt verkürzen helfen.

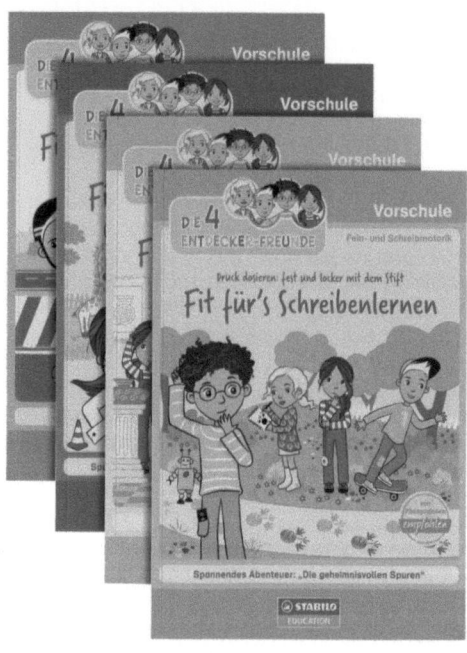

Jetzt macht das Malen den Zwillingen noch Spaß

In je vier Übungsheften für das Vor- und Grundschulalter führen „4 Entdecker-Freunde" in spannenden Abenteuern durch kreative Übungen und Bastelanleitungen und stärken so ganz nebenbei die Schreibmotorik.

Und für Schulkinder gibt es dann eine Fortsetzung mit vier Übungsheften „Entdecker Freunde - Grundschule". Die passen dann als sinnvolles Geschenk in die Schultüte.

Sinnvolle Beschäftigung wird immer ganz groß geschrieben in einer Zwillings- oder Drillingsfamilie. Da sind die Malhefte für Vorschulkinder von Stabilo, die auch die richtigen Stifte dazu haben, genau das Richtige, um die Zeit sinnvoll zu verbringen.

Mein tierischer Faltspaß macht Spaß

Eine gute Idee, die manchen Schlechtwettertag überbrücken hilft: Ein kleines Buch mit lauter Tieren, die man selbst zusammenbasteln kann. Drei Fliegen mit einer Klappe: Die Zwillinge lernen etwas, üben sich in Geschicklichkeit und die Zeit wird sinnvoll genutzt.

Ganz einfach einen eigenen Zoo basteln! Ob Panda, Tiger, Krokodil oder Giraffe – hier verstecken sich 28 kunterbunte Tiere! Einfach herausbrechen, falten, zusammenstecken und schon kann das Spiel losgehen.

Im Buch „Mein tierischer Faltspaß" („Spaß" schreibt man immer noch mit einem „ß") gibt es 28 verschiedene Tiere, die im dicken Papier (Pappe) bereits vorgestanzt sind. Die Kinder brauchen die Figuren nur noch herauszubrechen - vorsichtig natürlich - und schon kann der Bastelspaß losgehen.

Da sich Zwillinge bekanntlich gern streiten, muss man vorher festlegen, wer welches Tier basteln darf. Vielleicht immer abwechselnd ein bestimmtes Tier festlegen? Oder einfach zwei der Büchlein kaufen?

„Mein tierischer Faltspaß, 28 vorgestanzte 3D-Falttiere", Lingen Verlag, 64 Seiten, ISBN: 978-3-943390-50-6, 9,95 Euro.

Und wenn der ganze Zoo dann „steht" kann damit fleißig gespielt werden. Ich empfehle, dafür noch einige Häuschen herzustellen. Vielleicht aus alten Schuhkartons? Auf jeden Fall dafür auch Schere, Buntpapier und Kleber bereitlegen.

Wir verlosen das Buch: Schreibt uns ein paar Zeilen an info@twins.de

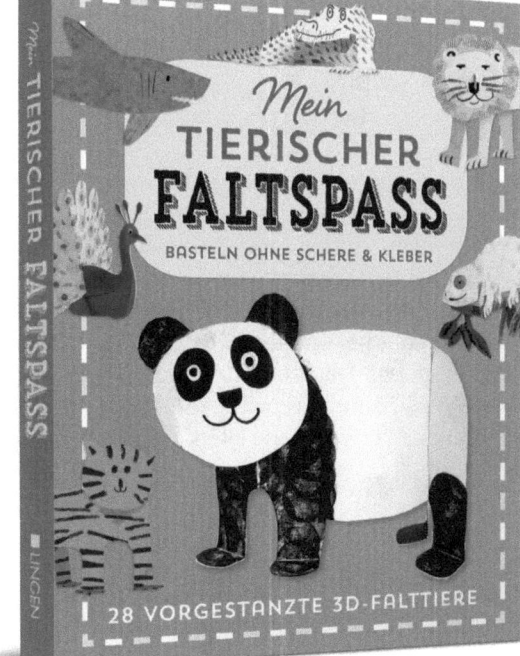

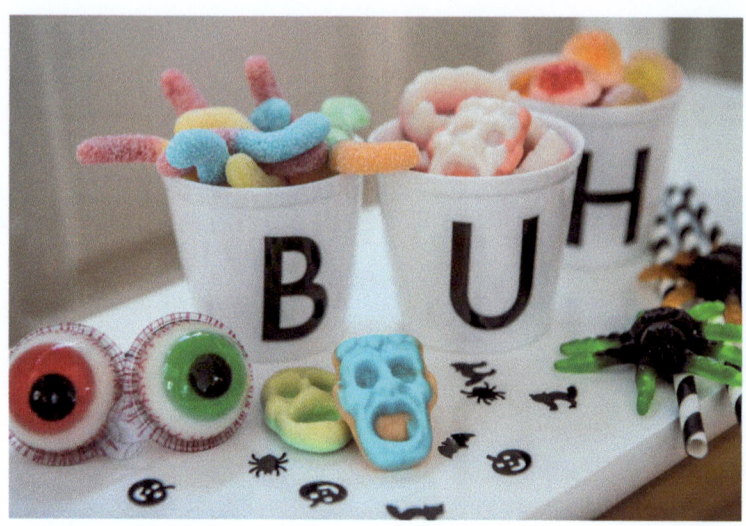

Essbare Trolli-Unge-heuer: selbst basteln

Längst ist die amerikanische (Un-)Sitte zu uns rübergeschwappt: Halloween. Den Kindern macht es Spaß, also warum nicht?! Und sogar beim Basteln mit Trolli-Süßigkeiten für Halloween wird die Kreativität gefördert. Wer Halloween nicht mag - der kann die lustigen Bastelei-en auch als Deko für einen Kindergeburtstag verwenden.

Wir sind ja immer auf der Suche nach Ideen, wie man langweilige Nachmittage mit Zwillingen und Drillingen sinnvoll gestalten kann. Dabei ist mir in diesen Tagen eine Idee des Süßigkeiten-Herstellers Trolli untergekommen. Trolli - das kennt Ihr doch. Das sind die leckeren süß-sauren Gummisachen, an denen auch mancher Erwachsene nicht vorbeigehen kann ...

Schlangengewirr am Stiel.

Schon die spezielle Halloween-Tüte aus dem Hause Trolli enthält allerlei „ekliges" Getier: Schlangen, Fledermäuse und Spinnen. In der 450 Gramm schweren Tüte im Grusellook stecken aber noch andere gruselige Sachen: sie ist randvoll mit Gummibonbons von den Glotzern und Dracula über kleine Knochen, Kürbisse, Grabsteine und Totenköpfe bis hin zu den bizzelig-sauren Evergreens Saure Glühwürmchen. Die Mischung für Halloweenfans heißt „Halloween Sweet & Sour" ...

Ein paar Beispiele, was man aus den leckeren Gummisüßigkeiten basteln kann, um zum Beispiel eine Halloweenparty oder auch einen Grusel-Geburtstag zu dekorieren, findet Ihr hier auf der nächsten Seite. Viel Spaß dabei!

Schaurig-süße Gruselgläser

- Man nehme einfach ein paar alte Einweckgläser und umbinde sie mit herkömmlicher Mullbinde.
- Befestigen lässt sich der Verband mit handelsüblichem Klebstoff.
- Kurz trocknen lassen, Kulleraugen aufkleben und mit dem passenden Halloween-Fruchtgummi von Trolli verzieren.
- So werden die Wurrlis aus dem Halloween Sweet & Sour Mix zu den perfekten Monsterhaaren, die schaurigen Spookie-Köpfe und Dracula-Gebisse verleihen den passenden Grusellook.
- Teelicht rein und der Gruselspaß erwacht zum Leben!

Oder habt Ihr Lust auf ein paar

Regenwürmer am Spieß?

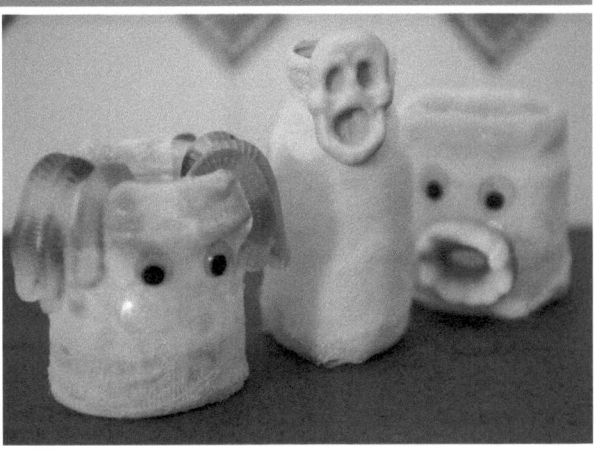

Glotzaugen und ein paar Gummibonbons von Trolli setzen gespenstische Akzente ...

Dazu findet Ihr in der Halloweentüte auch ein paar von den sogenannten „Wurrlis". Diese könnt Ihr um ein paar Holzspieße (sogenannte Satéspieße - aus dem Supermarkt) wickeln. Fertig ist die Halloween-Deko für die Party.
Und mit diesen Würmern am Spieß verziert Ihr die Tellerchen Eurer Gäste ...
Wohl bekomm's!

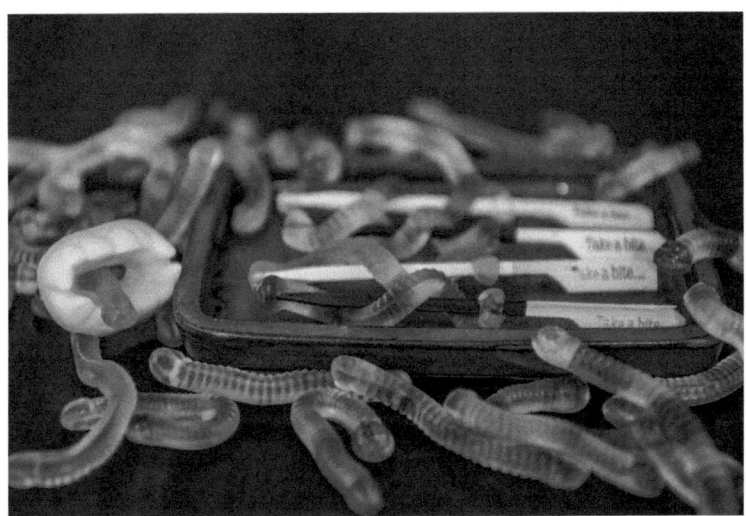

Wenn das mal keine Mutprobe ist für Zwillinge: Regenwürmer essen. Keine Angst, die Wurrlis sind leckere Gummiwürmer aus der Trolli-Halloweentüte.

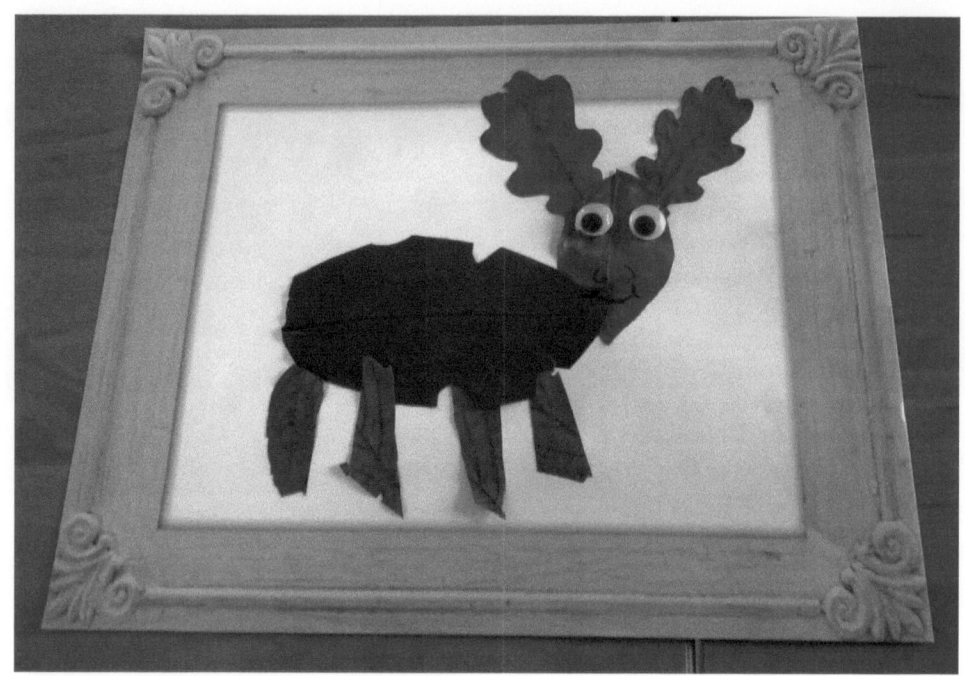

Herbst: Wir basteln mit Blättern

Die Tage werden wieder kürzer, die Zwillinge und Drillinge müssen wieder drinnen beschäftigt werden. Das geht am besten mit gemeinsamen Basteln. Und wie schön - die Natur hält fast alle benötigten Bastelzutaten bereit. Diesmal bunte Blätter.

Der Herbst ist da und die Blätter fallen vom Baum. Was gibts schöneres als die farbenfrohen Blätter zu sammeln im Wald?

Also packe ich die Kinder, Björn und die Zwillinge Emil und Sören ein, Gummistiefel an, Hund geschnappt und ab geht es in den nahen Wald zum Blätter sammeln.

Wir basteln uns einen Elch.

Und zu Hause haben wir uns aus den schönen bunten Blättern einen Blätter-Elch gebastelt. Und das geht so:

- Zuerst müssen die Blätter trocknen. Dazu legt man sie für ein paar Tage schön glatt in ein Buch. Das Buch am besten noch mit weiteren Büchern beschweren. Dann werden die gepressten Blätter schön glatt und können für unsere Idee verwendet werden.

- Wenn die Blätter trocken sind, legen

wir sie zuerst auf ein Blatt Papier und puzzeln sie so zurecht, wie es uns gefällt, beziehungsweise so, dass ein Elch entsteht.

- Wenn die Blätter an Ort und Stelle und richtig liegen, kleben wir sie mit etwas Kleber fest.

- Und weil es ja Elche sein sollen, bekommen sie noch lustige Wackelaugen, die man in einem Geschäft für Bastelbedarf kaufen kann.

- Dort habe ich auch den Rahmen aus

Pappe bekommen, der das Bild zu einem echten Kunstwerk macht.

Fertig ist der Elch. Man kann ihn an die Omas und Opas verschenken - die freuen sich bestimmt oder man hängt das Kunstwerk einfach zu Hause in einem Raum auf - das ist dann eine schöne Herbstdeko.

Meine Jungs Emil und Sören hatten ihren Spaß am Basteln, da Elche momentan ihre Lieblingstiere sind, da wir ja vor kurzem in Schweden waren und jede Menge Elche gesehen haben.

Viel Spaß beim Nachbasteln - Franziska

Schon das Sammeln der Bastelzutaten macht Spaß und die Jungs kommen an die frische Luft beim Blättersuchen.

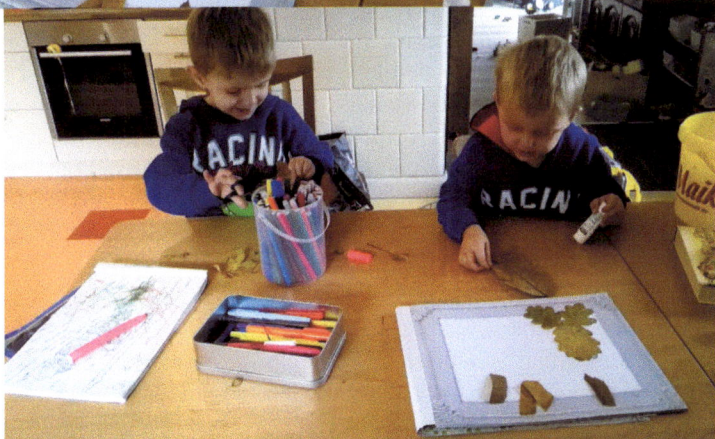

Umso mehr Sitzfleisch haben Sören und Emil, wenn sie ein paar Tage später Elche aus den gefundenen Blättern basteln.

In Russland regnet es heute ...

Im Alltagsgetöse geht unter, wie schnell sich Astrid und Janna entwickeln. Die Zwillinge von Autorin Sigrun Eder machen ständige Fortschritte. Oft nur sichtbar, wenn sie mal eine Woche allein mit Papa Urlaub machen.

Entwicklung passiert immer, nur merke ich das im Alltagstrott nicht auf Anhieb. Heuer waren Astrid und Janna alleine mit ihrem Papa im Urlaub. Und als sie wieder zurück waren, hatte ich stark das Gefühl, dass sie wieder ein Stück größer geworden sind. Auch im Kindergarten höre ich immer wieder von den Entwicklungsschritten, die sie machen. Bisher habe ich nur Positives gehört.

Sehr erfreulich im Unterschied zu meinen Mädchen, die mein tägliches Korrektiv sind. So wie Astrid, die, wenn sie unausgeglichen und sehr sensibel auf Ungerechtigkeit reagiert, sagt: „Immer hast Du die Janna lieber." Oder Janna im rügenden Ton, als ich letztens einen eingerissenen Nagel einfach abgebissen anstatt mit der Nagelschere abgeschnitten habe: „Mama, Nägel beißen tut man nicht."

Und ja, über das Telefonieren hat sie sich auch beschwert: „Immer musst du telefonieren." Ganz unrecht hat sie nicht, da ich meistens abends mit ihnen einschlafe, muss vieles untertags reingepackt werden.

Spannend ist auch die morgendliche Autofahrt in den Kindergarten. Da geht es immer um eine Ausgewogenheit zwischen Kindermusik und Radiohören. Besonders die Nachrichten verfolgen die beiden sehr interessiert, um mir anschließend mit adäquater Miene und Stimme mitzuteilen „In Russland regnet es heute" oder „Da hat sich jemand verletzt".

Vergangenes Jahr habe ich Astrid und Janna zur Logopädin geschleift. Pflichtbewusst, weil die externe Logopädin vom Kindergarten einen Zettel geschrieben hat. Leider ohne Erfolg, die beiden haben lediglich geschwiegen und Tage vorher Terror gemacht. Ich habe das Vorhaben wieder aufgegriffen. Jetzt sind wir bei einer anderen Logopädin. Schön tätowiert, immer freundlich und wohlwollend, mit unzähligen Spielen im Büro und einem angenehmen Wartebereich für Eltern und Kinder.

Astrid und Janna haben ihre Mappe mit vielen Stickern aufgehübscht und wir üben jetzt das „S" und „Sch" und hören bei ganz vielen Wörtern hin, ob es nach „Sch-Sch" für Zug oder nach dem züngelnden „ssss" einer Schlange klingt und ob „Schnecke" oder „Snecke" besser ist. Unglaublich, doch Astrid und Janna sind mit Feuereifer dabei und sitzen wie die Musterschülerinnen auf dem Stuhl und arbeiten hervorragend mit. Wehe, wenn eine danach meint, herausgehört zu haben, sie sei einen Tic besser als die andere.

Doch einmal hat Janna das ganz souverän gemeistert, indem sie zu Astrid gesagt hat: „Weißt Du, für mich ist das noch ein bisschen schwierig."

Ich sehe, wie schnell die beiden lernen, angesichts der eigentlich geringen Zeit zum Üben zwischen den Terminen. Deutlich wird, dass Astrid sehr fleißig und gewissenhaft übt, während Janna mit etwas weniger

Ehrgeiz und trotzdem erfolgreich, die Sache anpackt. Doch wie wird es in der Schule ein? Janna musste kürzlich fürchterlich weinen, weil sie Sorge hatte, später als Schülerin nicht gut genug zu sein und zu wenig Stikker oder Stempel im Heft zu haben. Ich bin immer verwundert, welche zukünftigen Themen jetzt schon in ihrem Kopf sind.

Janna (links) und Astrid haben immer gute Ideen ...

Etwas, was ich gerne hätte, dass beide bis zum Herbst prima können, ist das Radfahren. Da sind sie noch nicht so ambitioniert, wie beim Schwimmen ...

Und ich wünsche mir, dass die beiden weiterhin so einfallsreich sind, denn immerhin hatte Astrid die Idee, dass es doch viel schöner wäre, wenn die Kindergartenzeit und das Wochenende tagemäßig vertauscht wären. Ja, davon träume ich auch noch regelmäßig. (Sigrun Eder)

Für Kinder, die keine volle Hose wollen ...

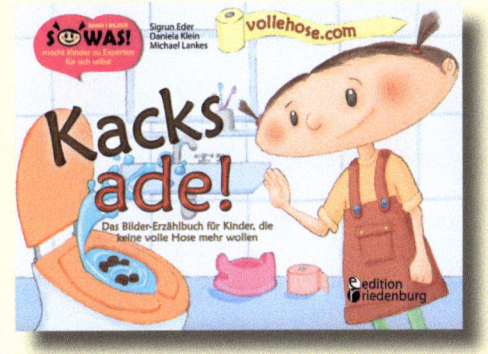

Morgens zu spät? Das regelt Ihr selbst!

Die Schule hat gerade auch in den letzten Bundesländern wieder angefangen. Zwillingsmutter Katrin hatte schon Erfahrung, als ihre Zwillinge in die Schule kamen. Und diese gibt die Leiterin einer Kindergruppe gern weiter.

Oft wurde ich gefragt, was ich für denn Schulanfang den Eltern raten würde. Ich selbst hatte leider kein Buch, um mich psychisch auf den Schulstart meiner ersten Tochter Christina vorzubereiten. Mein Leitsatz ist eher: „Hilf mir, es selbst zu tun" - von Maria Montessori. Ein paar Tipps habe ich trotzdem:

- Wichtig ist es, die Kinder vor Beginn der Schule den Schulweg/Kindergartenweg selbstständig stückweise laufen zu lassen. Bis sie es alleine können. Es heißt: Loslassen Mama! Das ist gar nicht so leicht, weiß ich. Ich bitte immer die Engel, sie auf ihrem Weg zu beschützen.
- Wichtig für meine älteste Tochter Christina fand ich, mit dem Kind gemeinsam die Schulsachen einzukaufen, dann wissen die Kinder schon mal, welches Heft, Block, Stifte ... ihnen gehört. In den Geschäften gibt es oft Personal, das einem mühelos die Hefte und Utensilien zusammenstellt, das Kind kann dann das Muster oder die Farbe auswählen. Das gemeinsame Einkaufen macht ja auch Spaß.
- Ich lasse die Kinder abends ihre Anziehsachen auswählen und auf einen Stuhl legen, damit sie ihre Sachen morgens gleich finden.
- Am besten schon ein paar Tage vor Schulbeginn mit dem Aufsteh- und Anziehtraining anfangen, zum Beispiel:

in zehn Minuten muss ich mich selber angezogen haben (mit Belohnungssystem). In der Schule warten die Lehrer auch nicht auf Trödler. Am Ende der Sommerferien kann ich mich in drei Minuten anziehen. Schleife binden lernen? Oder einfach Schuhe mit Klettverschluss mitgeben.

- Bei meinem ersten Kind habe ich noch mit am Tisch gesessen, wenn es Hausaufgaben gemacht hat, aber das ist nicht sinnvoll. Besser ist es, die Kinder im Kinderzimmer ihre Aufgaben machen zu lassen, denn die Lehrer in der ersten Klasse geben keine schwierigen Aufgaben auf. Ich habe in der Zeit Wäsche aufgeräumt und meine Kinder sind zu mir gekommen, wenn sie Fragen hatten und oft haben die großen Geschwister auch geholfen, wenn es Unklarheiten gab.
- Wenn ich das Gefühl hatte, die Hausaufgaben sind zu schwer und es dauert zu lange, habe ich unter die Aufgaben geschrieben: Nach 1,5 Std. abgebrochen - mit meiner Unterschrift. Dann wussten die Lehrer Bescheid, dass die Kinder ausreichend Zeit an den Hausaufgaben verbracht haben.
- Sollte Ihr Kind keine Hausaufgaben machen wollen, einfach einpacken und bis zum nächsten Morgen nichts mehr machen, egal wenn man nachts um 22.30 Uhr noch die Krise kriegt und dann morgens losschicken. Wenn

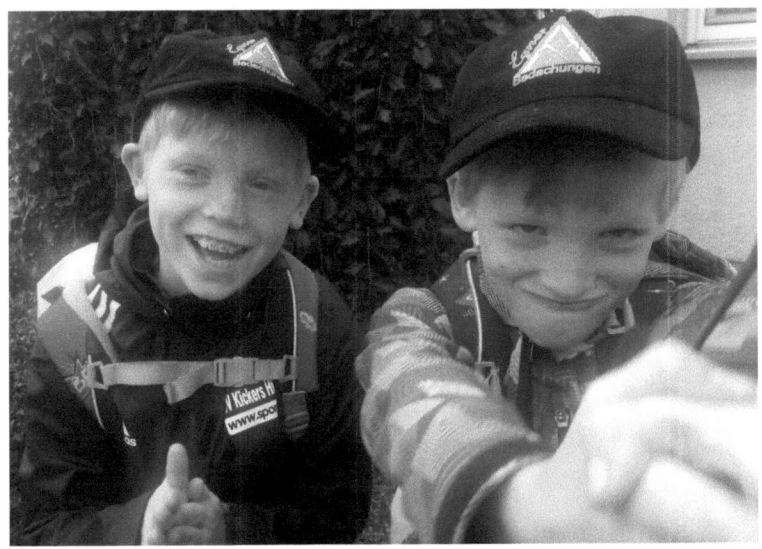

Bei Malte (links mit der Zahnspange) und Felix hatte Katrin schon Erfahrung als die Zwillinge in die Schule kamen.

die Lehrerin schimpft, ist das viel wirkungsvoller, als bei der Mama. Und niemand hat Lust, die Hausaufgaben am nächsten Tag doppelt zu machen, wenn die Lehrerin darauf Wert legt.

- Wer zu spät losgeht, kommt auch zu spät an. An diesen Tagen habe ich meine Töchter nie zur Schule hochgefahren. Eher bin ich mitgelaufen, um sie zu begleiten, und sie selber an der Schule klingeln lassen, wenn der Rektor fragt: Und wer ist da? Tür auf, Christina rein, Tür zu, Mama geht. Den Rest musst Du, liebes Kind - selber mit den Lehrern ausmachen.
- Das hat Christina nur zweimal gebraucht in vier Jahren und Jana einmal in zwei Jahren. Das reicht für alle Zeiten. Die Zwillinge Malte und Felix haben aus den Fehlern ihrer Schwestern gelernt. Sie waren bisher pünktlich.
- Geschmack aufs Lesen machen: zum Beispiel mit dem „Räuber Hotzenplotz" oder der „Kleinen Hexe" ... jeden Tag eine Geschichte vorlesen, irgendwann wollen sie selber lesen.
- Hervorheben, dass (Name des Kindes) jetzt ein Großer/eine Große ist - was bringt das für Vorteile, was kann ich mir schon selber zutrauen, neue Aufgaben ausprobieren, aber auch Pflichten, die sie/er leisten kann. (Selbstbewusstsein stärken!)
- Cooles Buch zum Schulanfang für Kinder: „Der Ernst des Lebens" ... das ist der Hit für Kinder und Erwachsene!
- Es gibt immer wieder Kinder, die können vor der Schule bereits lesen. Diese Kinder brauchen Futter. Um nicht andauernd Bücher zu kaufen, leihen Sie welche in Büchereien oder Stadtbibliotheken aus, da wird der Wissensdurst gestillt.
- Ab der 2. Klasse gibt es in Bayern das Programm, an dem die Schulen teilnehmen: Antolin - mit Lesen punkten. Ich habe gefragt, ob Jana, bereits in der ersten Klasse daran teilnehmen kann und das war der Erfolg. Jana konnte viele Bücher lesen, Fragen am Computer beantworten und dafür bekam sie Punkte, die besten Leser werden in der Schule am Ende des Schuljahres prämiert. Wie das jetzt in den anderen Bundesländer ist, weiß ich nicht, einfach anfragen, es lohnt sich.

Liebe Grüße von Katrin mit Christina, 14 Jahre, Jana, 12 Jahre, und den Zwillingen Malte und Felix, 9 Jahre.

Affenzahn-Rucksäcke: Tolle Designs für Kindergartenkinder

Wie wichtig eigene Sachen für Zwillinge und Drillinge sind, weiß jede Zwillings- oder Drillingsmutter. Bei den lustigen Affenzahn-Rucksäcken gibt es inzwischen so viel Auswahl, dass sich wirklich jedes Kind ein eigenes Design aussuchen kann.

Wichtiger Bestandteil beim Neustart in den Kindergarten ist auf jeden Fall eine geeignete Kindergartentasche. Warum nicht stattdessen einen kleinen, farbenfrohen Rucksack? Wir haben die stylischen Rucksäcke von Affenzahn gefunden und können uns sehr gut vorstellen, dass die besonders gut bei Zwillingen und Drillingen ankommen.

Unterschiedliche Rucksäcke kaufen

Ganz wichtig: Es gibt bei den Affenzahn-Rucksäcken so viele neue Designs, so dass sich ganz sicher für Zwillinge oder Drillinge verschiedene Motive finden lassen. Denn das ist ja in unserem Fall auch immer wichtig, dass die Kinder ihre eigenen Sachen erkennen.

Zurück zu den Affenzähnen - was gibt es Neues? Vor allem neue Designs wie Finn Frosch, den es jetzt auch als Umhängetasche (Serie Mini Freunde) gibt. Als Kinderrucksäckchen (Serie Kleine Freunde) hat er sich ja bereits einen Namen als Bestseller gemacht.

Damit sind die „Mini Freunde" jetzt zu sechst. Das „Kleine Freunde" Sortiment, das Rucksäcke für Kinder von 1 bis 3 Jahren umfasst, besteht jetzt aus 20 Artikeln. Denn Pepe Pinguin, Hanno Hahn, Samuel Schlange, Paula Pferd, Stella Schaf und Kai Krokodil ergänzen die bisherige Kollektion. Viola Vogel und Didi Dino sind die neuen großen Freunde im Rucksacksegment für 3- bis 5-Jährige.

Unheimlich farbenprächtig sind die neuen Monster Freunde, Kinderrucksäcke, die aus 100 Prozent Biobaumwolle bestehen (von Control Union zertifiziert). Bei den Monster-Freunden geht es aber auch um Funktionalität und auch um Sicherheit - was bei Kindern in diesem Alter besonders wichtig ist. Die großen Reflektoraugen sind bei den Monster Freunden nicht nur ein echter Hingucker am Rucksack - sie sorgen auch gleichzeitig für mehr Sicherheit. So werden die Kinder besser gesehen.

Was nicht reinpasst, festklemmen.

Und die Funktionalität wird durch die auffälligen Expander-Zähne gewährt, denn die bieten jede Menge Möglichkeiten, um Dinge, die nicht mehr in den Rucksack passen, festzuklemmen und mitzunehmen.

Und da der Phantasie keine Grenzen gesetzt sind, hat Affenzahn einige magische Freunde aus dem Hut gezaubert. Mit dieser Special Edition dürfen sich Affenzahn Fans auf ein Einhorn und einen Drachen freuen. Das märchenhafte Einhorn und der Drache wurden ebenfalls mit 100 Prozent Biobaumwolle hergestellt und entsprechend zertifiziert.

Die Affenzähne gibt's überall.

Wo gibt es diese lustigen Rucksäcke zu kaufen? Ursprünglich im Schreibwarenhandel und in Taschen-/Ledergeschäften. Jetzt sind auch der Spielwarenhandel und der Kindermodenbereich hinzu gekommen.
Und woher kommen die lustigen Kinderrucksäcke? Affenzahn ist eine Marke

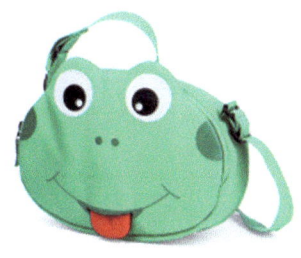

Den Frosch Finn gibt es jetzt auch als Tasche.

von FOND OF BAGS. Das junge Kölner Unternehmen, das 2010 gegründet wurde, führt inzwischen 7 Rucksack- und Taschenmarken unter seinem Dach.

Weitere Informationen dazu unter:

www.affenzahn.com

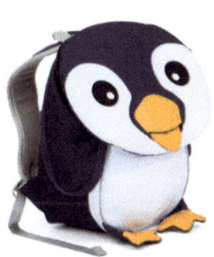
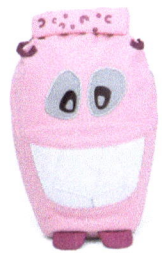
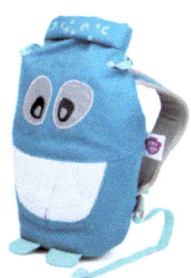

Für jeden Geschmack was dabei: Saurier, Einhörner, Pinguine und andere Fabelwesen mit ganz viel Platz.

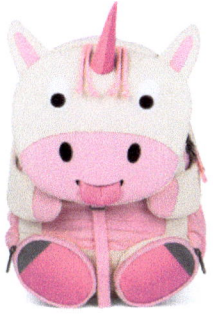
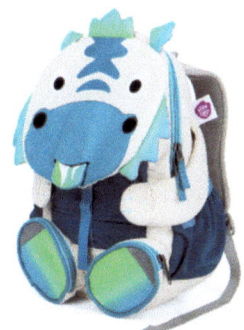
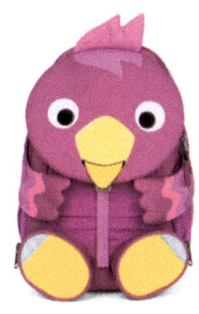

So misst man Kinderfüße richtig

Zu kleine Schuhe schaden Kinderfüßen. Untersuchungen gehen von bis zu 65 Prozent der Kinder aus, die in zu kleinen Schuhen unterwegs sind*). Schuhe kosten auch Geld. Bei Zwillingen doppelt viel. Auch deshalb ist es wichtig, die richtigen Schuhe zu kaufen. So geht's.

Zu kleine Kinderschuhe können schwerwiegende gesundheitliche Spätfolgen wie Verformungen und Fehlstellungen zur Folge haben. Ein theoretisches Problem? Nein, denn fast zwei Drittel aller Kinder tragen zu kleine Schuhe. Doch wie kommt es dazu? Und wie können Eltern sicherstellen, dass Schuhe auch wirklich passen? Viele Tipps zur Größenbestimmung und warum vermeintliche Tricks wie die „Daumenprobe" mehr schaden als nützen.

Hier die wichtigsten Tipps für passende Schuhe:

- Zum Laufen lernen benötigen Kinder überhaupt keine Schuhe, Laufsocken reichen aus. Erst wenn Kinder sicher laufen können, müssen sich Eltern mit dem Kauf von Kinderschuhen beschäftigen.

- Schuhgrößen orientieren sich zwar an bestimmten Standards, aber es gibt keine verpflichtende Norm. In der Praxis legt jede Marke die Größen ein klein wenig anders aus. Zudem gibt es Varianzen bei der Fertigung. Deshalb kann man sich nicht blind auf die Angabe von Schuhgrößen verlassen Schuhe sollten daher nachgemessen werden. Sie fallen unterschiedlich aus.

- Optimal für die Vermessung sind so genannte Schuhinnenlängenmessgeräte. Mit diesen kann nicht nur die Länge des Fußes, sondern auch die effektive Innenlänge des Schuhs bestimmt werden. Eltern sollten im Fachhandel auf einer Messung bestehen. Wer online kauft, sollte zu Hause nachmessen und zu kleine Schuhe retournieren. Schuhinnenmessgeräte sind mit Preisen von weniger als 10 EUR eine sinnvolle Investition.

- Alternativ können die Füße gemessen und in die richtige Schuhgröße umgerechnet werden. Eine Anleitung zum Messen und ein Umrechner finden sich unter https://www.stylers.de/kinderschuhe

- Die meisten Mütter und Väter wissen, dass Füße genug Freiraum benötigen. Aber sie unterschätzen regelmäßig den tatsächlichen Platzbedarf. Als optimal gelten mindestens 12 Millimeter, denn nur so können Kinder richtig beim Gehen abrollen. Wenn noch eine kleine Wachstumsreserve eingeplant werden soll, dann sind bis zu 17 Millimeter okay.

- Der rechte und der linke Fuß haben nur ganz selten die gleiche Länge. Ein Längenunterschied von bis zu 6 mm ist völlig normal - das entspricht aber fast einer ganzen Schuhgröße. Eltern sollten sich daher beim Schuhkauf immer am längeren Fuß orientieren.

„Da der Tastsinn bei Kindern noch nicht

voll entwickelt ist, zwängen Kinder ihre Füße auch noch in viel zu kleine Schuhe ohne es selbst zu merken. Eltern sind daher besonders in der Pflicht regelmäßig die Schuhe ihrer Sprösslinge zu prüfen", sagt Tim Lilling von stylers.de.

Vor allem diese Mess-"Tricks" sind überholt

Leider werden häufig immer noch diese veralteten „Tricks" angewendet, um zu prüfen ob Schuhe passen. Dabei gibt es sinnvolle Alternativen.

Falsch: Die Daumenprobe. Mit dem Daumen wird auf den vorderen Teil des Schuhs gedrückt, um zu prüfen, ob genug Platz ist. Die Folge: Aus Reflex krallen Kinder die Zehen zusammen, der Fuß wird eingerollt. Dadurch scheint genug Platz vorhanden, obwohl die Schuhe eigentlich zu klein sind. Genau so wenig geeignet ist die Fersenprobe, bei der der freie Platz im Fersenbereich geprüft wird. Viele Kinder schieben dabei den Fuß nach vorne bis die Zehen eingezwängt sind.

Besser ist es, die Füße abzutasten. Dabei wird eine Hand flach auf die vordere Seite des Schuhs gelegt, damit das Kind die Zehen nicht einzieht. Die andere Hand tastet die Lage der Zehen ab. So kann erfühlt werden, ob ausreichend Platz vorhanden ist.

Falsch: Fuß an Schuh halten. Die Sohle des Schuhs wird an die Kinderfüße gehalten, um die Größe einzuschätzen. Aber: die Innenlänge des Schuhs ist von außen nicht abschätzbar und häufig deutlich kürzer als gedacht (Fütterung, Nähte, Fußbett).

Besser ist es, ein entsprechendes Messgerät zu nutzen.

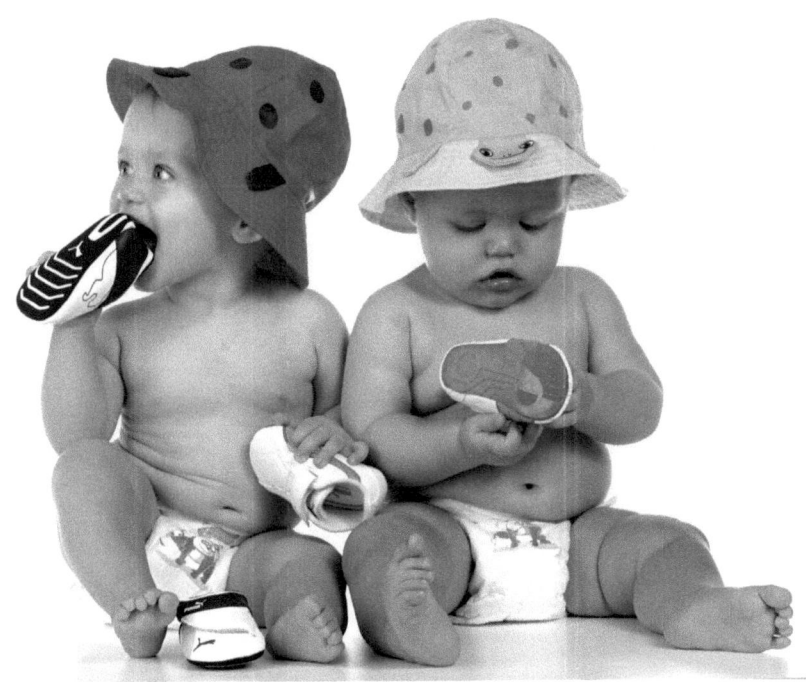

Lilly und Lorenz testen ihre neuen Schuhe auf Bissfestigkeit

Falsch: Größenvergleich mittels Schablone. Form und Größe des Fußes werden abgezeichnet und mit der Sohle des Schuhs verglichen. Der Vergleich ist aber in der Regel ungenau.

Besser: Wenn eine herausnehmbare Innensohle vorhanden ist, dann sollte diese entnommen werden. Den Fuß derart auf die Sohle stellen, dass hinten 5 Millimeter Platz sind. Vorne sollten dann 10 - 12 mm Platz vor den Zehen sein.

Falsch: Das Kind um eine Einschätzung zur Größe fragen. „Passt Dir der Schuh?", fragen Eltern den Sprössling. Doch die Antwort wird leider falsch ausfallen. Denn die Nerven am Fuß sind häufig noch nicht voll ausgebildet und das Schmerzgefühl ist deutlich geringer als bei Erwachsenen. Kinder merken also schlicht nicht, ob ein Schuh passt. **Besser** ist es daher, erst nachzumessen.

*) Über die Studie

Insgesamt 2109 Eltern wurden in einem Online-Panel nach Fußlänge und Schuhgröße ihrer Sprösslinge, sowie Kaufgewohnheiten gefragt. Nach Ausgabe der Messanleitung und Eingabe der Werte wurde dann die optimale Schuhgröße berechnet und die Eltern gebeten, die tatsächliche Schuhinnenlänge mittels einer Schablone zu messen.

Die wichtigsten Ergebnisse in der Zusammenfassung:

- 65 % aller Kinder tragen zu kleine Schuhe. Davon 47 % eine Nummer zu klein und sogar 18 % zwei Größen zu klein.
- Nur 35 % tragen die richtige Größe. Davon aber nur 11 % mit einer Wachstumsreserve.
- 52 % aller Eltern gaben an, noch nie die Fußlänge ihres Kinder gemessen zu haben, sondern sich alleine auf Fühl- und Sichtproben zu verlassen.

Eine Messanleitung, Quellen und Studien zum Thema sowie viele Hintergrundinformationen finden sich auf https://www.stylers.de/kinderschuhe/

Über www.stylers.de

Ob Jeans, Oberbekleidung oder Schuhe - stylers.de ist das Modeportal rund um Kleidergrößen und Fitting-Guides. Zahlreiche Messanleitungen und Infografiken, über 30 Umrechner und 120 Größentabellen für Konfektions- und Internationale Größen helfen beim Finden der perfekten Größe. Die Nutzung der Plattform ist kostenfrei. Sitz von stylers.de ist Berlin.

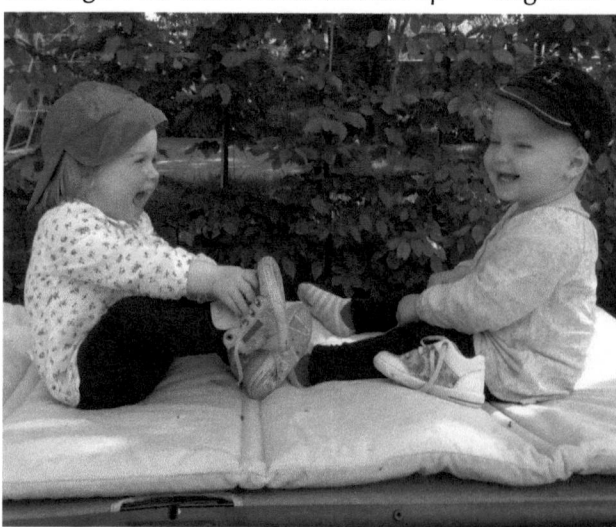

Paula und Juli haben einen Heidenspaß beim Schuheanziehen ...

Faszination Zwillinge

Von Zwillingen geht eine Faszination aus, der sich eigentlich niemand entziehen kann. Am allerwenigsten die Eltern von Zwillingen, denn sie erleben am eigenen Leib, wie tief die Verbindung ihrer Zwillinge ist oder wie stark die Konkurrenz zwischen den beiden steht. In Bielefeld gibt es ein interessantes Zwillingstreffen zum Thema.

Liebes Team der Zeitschrift ZWILLINGE, in Bielefeld gibt es am 28. Oktober 2017 ein etwas anderes Zwillingstreffen zum Thema: Faszination Zwillinge!

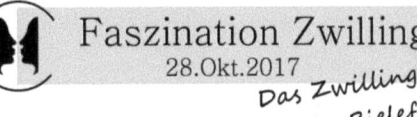

Während unserer Arbeit mit Zwillingen in verschiedenen Forschungsprojekten an der Uni Bielefeld und Medical School Berlin ist uns aufgefallen, dass diese oftmals großes Interesse an wissenschaftlicher Forschung und Erkenntnissen zu ihrem Phänomen - dem Zwillingsdasein - haben. Wir haben uns deshalb überlegt, ein etwas anderes Zwillingstreffen zu gestalten, bei dem es nur um Euch/Sie geht - mit richtig interessanten Vorträgen und einem bunten Unterhaltungsprogramm.

Wir würden deshalb gerne über Eure Zeitschrift beziehungsweise Eure Internetauftritte die Zwillinge und Zwillingseltern auf das Treffen aufmerksam machen und recht herzlich einladen. Und es gibt dazu auch eine Facebook-Seite und eine Veranstaltung. Dort können alle Interessierten gerne teilnehmen und auf dem Laufenden bleiben, wie sich das Programm gestalten wird! Wir sind auch offen für alle Ideen und Wünsche, wie das Programm noch ergänzt werden soll! Die Veranstaltung verfolgt keine kommerziellen Zwecke und ist kostenfrei!

Falls ihr neugierig seid: der Link zur Seite und zur Veranstaltung
- https://www.facebook.com/Faszination-Zwillinge-234936333655230/?ref=page_internal
- https://www.facebook.com/pg/Faszination-Zwillinge-234936333655230/events/?ref=page_internal

Wir freuen uns auf Euch - liebe Grüße,
Euer Faszination-Zwillinge Team

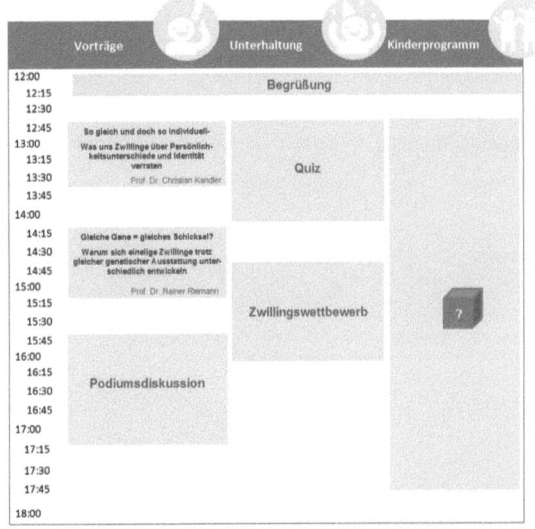

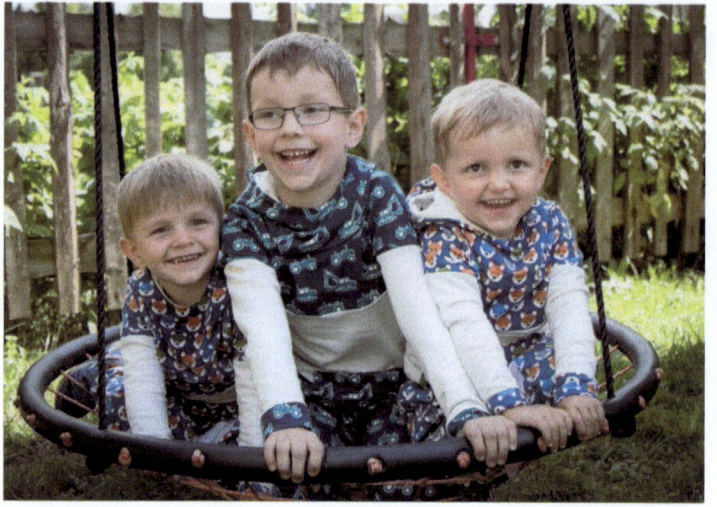

Sören, Björn und Emil (von links) schaukeln gern. Richtig schön ist es, wenn es richtig wackelt - auch auf dem Rükken der Pferde - siehe Seite 24.

Schaukeln macht gute Laune

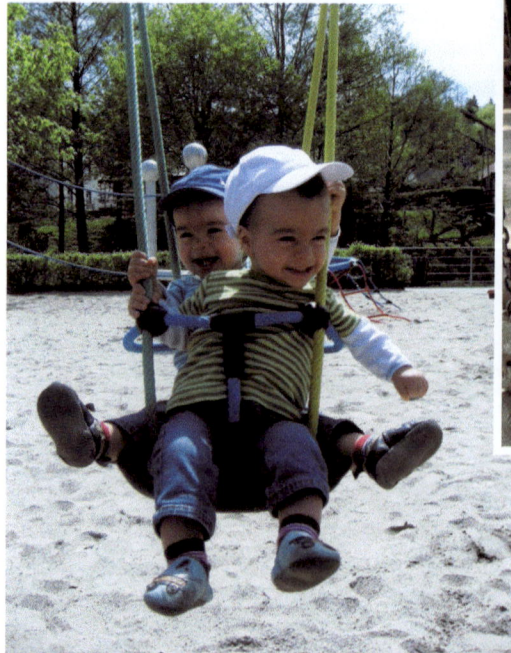

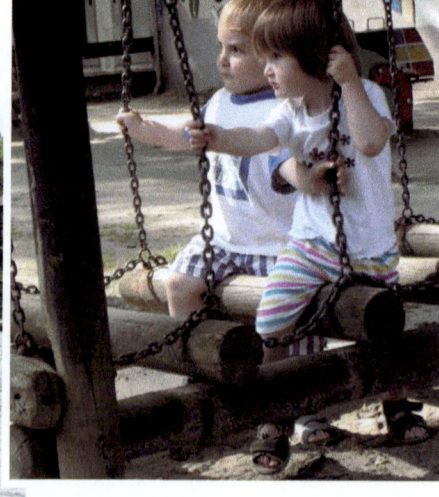

Nevio und Bennet quietschen vor Vergnügen (links), die Zwillinge B. sind noch etwas skeptisch, wie sich die schwere Schaukel bewegen lässt.

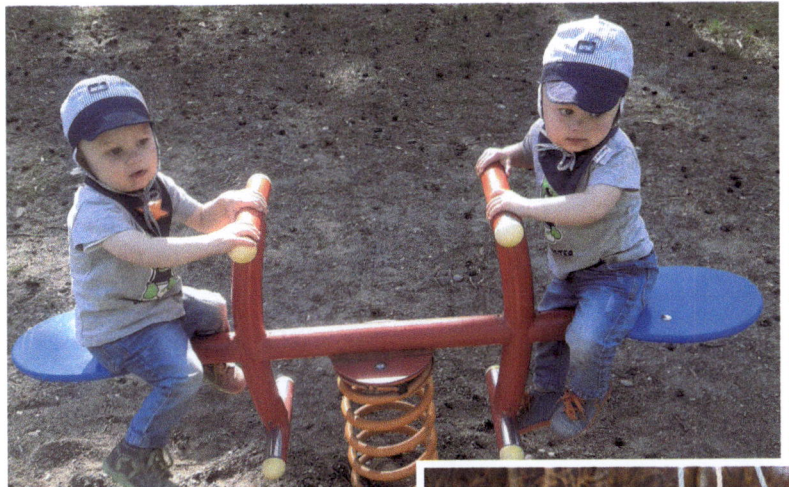

Links: Fabian und Felix brauchen wohl noch etwas Unterstützung auf der Wippe.

Rechts: Schaukeln geht immer - egal ob im Frühling, Sommer oder Herbst - Julia lässt von Zwillingsbruder Jannis abschubsen ...

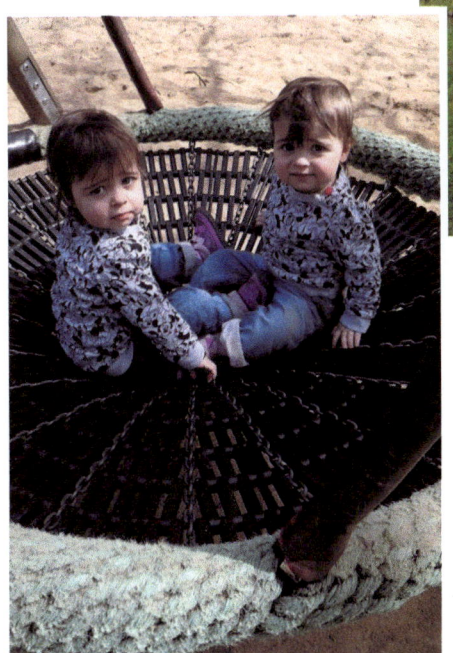

Lina und Nina (linkes Foto) warten noch auf ihren großen Bruder, der ihnen beim Schaukeln hilft.

Neue Fotos gesucht!

Für unsere Fotoparade suchen wir neue Fotos. Diesmal aus Herbst & Winter & natürlich Weihnachten. Schickt sie einfach an info@twins.de

Nicht nur im Winter: Schwedischer Schneekuchen

Laurin und Anic backen gerne. Diesmal gibt's einen leckeren „Schneekuchen".

Schwedischer Schneekuchen … dieser leckere Blechkuchen passt zu jeder Jahreszeit, nicht nur im Winter …

Unsere Zwillinge Laurin und Anic und ihr großer Bruder Silvan backen sehr gerne. Diese feinen Schokoschnitten sind sehr schnell gemacht und alle lieben diese Süßigkeit. Zudem braucht man (fast) keine Waage. Nur eine große Tasse.

Zutaten (für ein Backblech):
2 Eier
2 Tassen Zucker

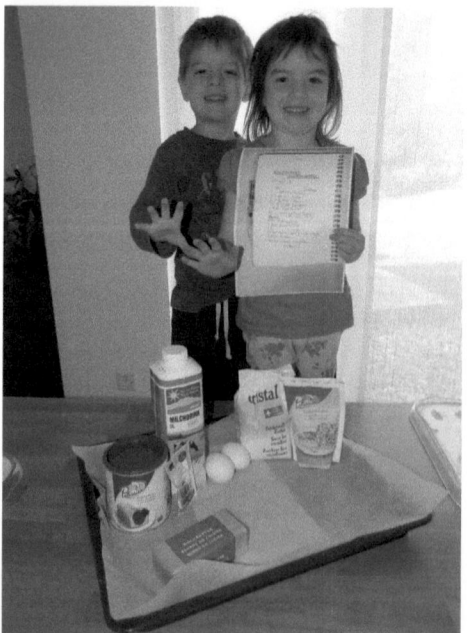

1 Tasse Milch
3 Tassen Mehl
1 ½ Kaffeelöffel Backpulver
1 Esslöffel Kakaopulver
150 gr geschmolzene Butter

Zubereitung:
Eier und Zucker schlagen. Milch, Mehl, Backpulver und Kakaopulver zugeben und alles zusammen weiter rühren. Dann die geschmolzene Butter beigeben und alles gut mischen. Das Kuchenblech mit Backpapier belegen und die Teigmasse darauf verteilen. Den Blechkuchen in den auf 200 Grad vorgeheizten Ofen schieben und circa 45 Minuten backen.

Glasur:
200 gr Puderzucker
1 Esslöffel Kakaopulver
1 Esslöffel Vanillezucker
3 Esslöffel kalten Kaffee
2 Esslöffel Butter
Kokossplitter oder Zuckerstreusel

Alles gut verrühren und auf den Blechkuchen verteilen. Je nach Vorliebe mit Kokossplitter oder Zuckerstreusel vervollständigen. Schnitten schneiden. Gut verpackt bleibt der Kuchen einige Tage haltbar.

Guten Appetit wünschen Laurin und Anic

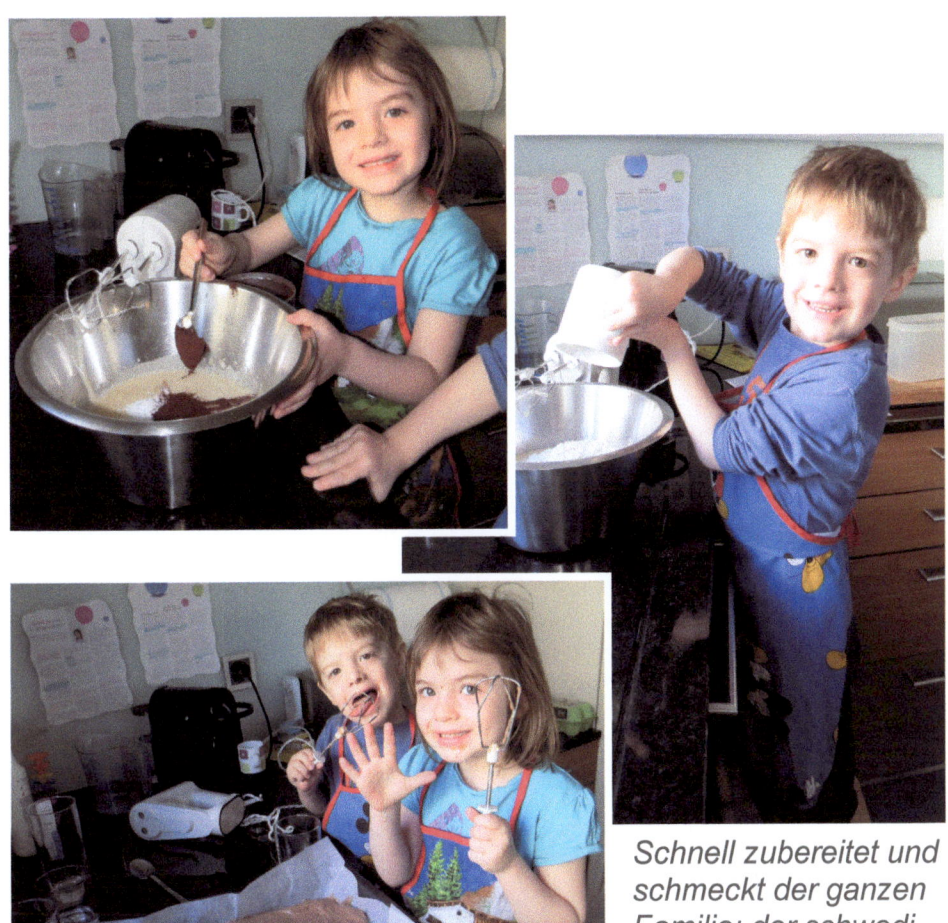

Schnell zubereitet und schmeckt der ganzen Familie: der schwedische Schneekuchen.

Jeder kann eine Aufgabe übernehmen. So kommt es nicht zum Streit unter Zwillingen und Laurin und Anic werkeln einträchtig in der Küche. Genascht wird ebenfalls gemeinsam und ohne Streit.

Zwillinge - in 80 Tagen um die Welt

Da haben unsere Leserin Dorothea und ich etwas gemeinsam: Wir mögen beide keine Roadtrips - weder in Film-, noch in Buchform. Doch das Buch der eineiigen Zwillinge Hansen und Paul ist irgendwie anders. Es fesselt einen und das liegt nicht nur an der Zwillingsbeziehung.

Üblicherweise bin ich keine begeisterte Leserin von Roadtrips, über die es ja zahlreiche Erzählungen gibt, aber der Reisebericht der 33-jährigen Zwillingsbrüder Hoepner hat mich gefesselt. Ihr Vorhaben war es, dem Vorbild des Romanhelden Phileas Fogg von Jules Verne zu folgen und in 80 Tagen die Welt, zumindest Kanada, Japan, China, Myanmar, Indien, Kasachstan, Russland und Polen zu bereisen.

In ihrem Buch „Zwei um die Welt, in 80 Tagen ohne Geld" (München/Berlin 2016) erzählen die Brüder Hansen und Paul Hoepner, wie sie ihr Projekt verwirklichten, ohne einen Cent für die Reisekasse von zu Hause mitgenommen zu haben. Einzig durch Hilfsarbeiten, dem Verkauf von selbstgemachten Schmuckstücken (hergestellt aus gesammeltem Metall, Kronkorken oder auch Plastik), gelang es ihnen, die kompletten Reisekosten zu erwirtschaften. Dank ihres beeindruckenden handwerklichen Talentes erarbeiteten sie sich zum Beispiel in Kanada durch die Komplettrenovierung zweier Balkone das Geld für einen Weiterflug nach Tokio.

Die beiden Brüder unternahmen ihre erste Tour, die sowohl in einem Buch als auch in Filmen dokumentiert wurde, drei Jahre zuvor auf Rädern von Berlin nach Shanghai in sieben Monaten. In dem Bericht über ihr neuestes Projekt fasziniert einmal mehr das besondere Reisegespann in Form von Zwillingsbrüdern. Im Verlauf der Reise beschreiben sie eindrucksvoll die vielen verschiedenen Facetten ihrer speziellen Geschwisterbeziehung. Der Leser bekommt viele Einblicke in das faszinierende Zwillingsverhältnis. Genauso liebevoll wie die Brüder übereinander sprechen, können sie auch ungeheuer wütend aufeinander sein, besonders in Extremsituationen, denen sie während ihrer Tour des öfteren ausgesetzt waren. So erleben sie sich als „engsten Freund, ärgsten Feind, größte Nervensäge und liebsten Menschen". Interessant ist auch die Beobachtung zu lesen, dass die Zwillinge während der Reise auch öfters in die hervorstechenden Charaktereigenschaften des jeweiligen Bruders schlüpften und auf diese Weise plötzlich Paul zum Abenteuerlustigeren mutierte, während Hansen ab und zu die Rolle des Pessimisten/Realisten ausfüllte.

Der Reisebericht ist tagebuchmäßig aufgebaut und wird abwechselnd aus der Sicht der Zwillingsbrüder Hansen und Paul erzählt. Der Leser erfährt nicht nur immens viel über das jeweilige Land, sondern darf auch an philosophischen Überlegungen teilhaben, so zum Beispiel bei der Frage, welcher Menschenschlag am gefühlvollsten ist: „Vielleicht lässt sich dieses Bild auf die Herzen der Menschen übertragen. Je mehr sie strapaziert wurden, desto mehr sind sie in der Lage zu lieben?"

Die beiden Abenteurer beschreiben ihre Reise durch die drei Kontinente, Europa, Amerika und Asien. Sie stellen heraus, wie ungeheuer wichtig es ist, im jeweils neuen Land Kontakte zu knüpfen und so an überlebenswichtige Insidertipps zu gelangen.

Sehr eindrucksvoll berichten sie von den Sprachschwierigkeiten in Japan, wo selbst das Einkaufen zu einer großen Herausforderung wird, da sogar die Bilder nicht eindeutig die jeweiligen Produkte beschreiben und ein Großteil der Japaner (im Gegensatz zu den Chinesen) kein Englisch spricht und grundsätzlich äußerst zurückhaltend auf Exoten reagiert. Außerdem berichten sie von überraschenden und bemerkenswerten Seiten, aber auch den jeweiligen Widrigkeiten der bereisten Länder.

Am Tag 80 befinden sich die Brüder zwar noch anders als ursprünglich geplant in Indien und das Experiment ist offiziell gescheitert, aber die Reise geht weiter. Die Rückreise verzögert sich durch einige unvorhersehbare Widrigkeiten um eine gewisse Zeit. Doch auch wenn die beiden letztendlich einige Wochen an die ursprünglich vorhergesehenen 80 Tage nolens volens anhängen mussten, gehen sie doch als absolute Sieger aus diesem gewagten Experiment heraus.

Das Buch ist mit beeindruckenden Fotos,

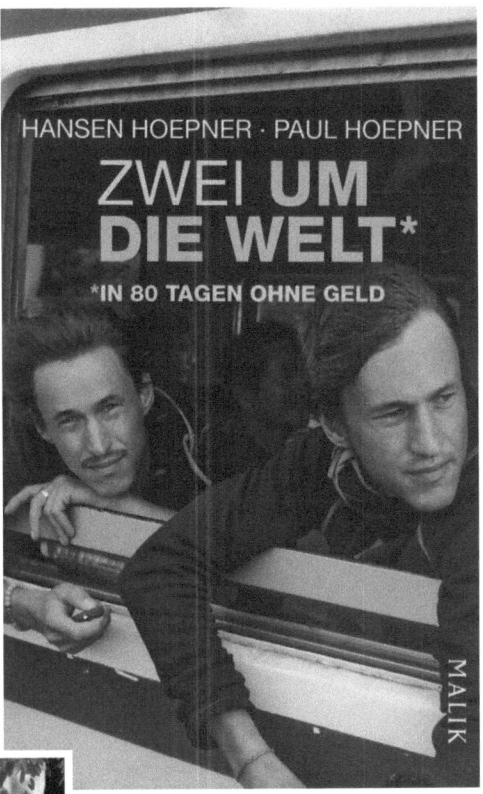

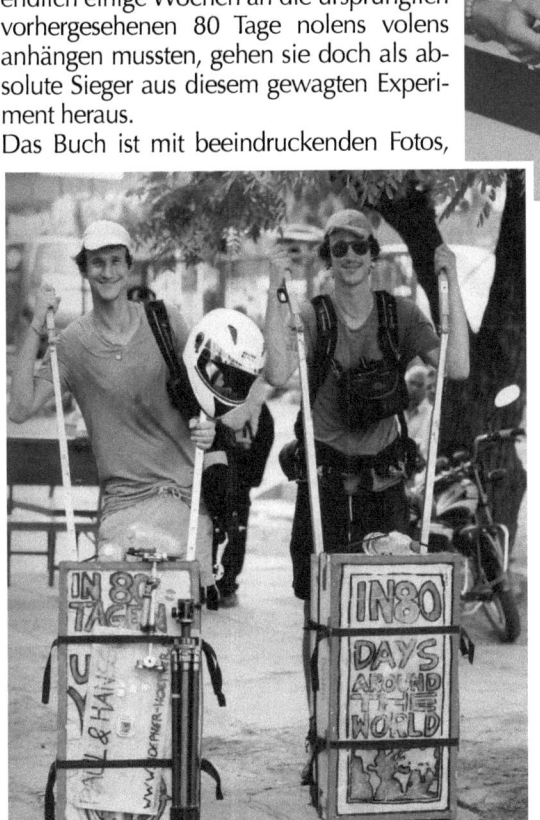

welche die beiden Männer auf ihren einzelnen Reisestationen, teilweise zusammen mit Einheimischen, die ihnen besonders an das Herz wuchsen, illustriert. Dadurch wird ihre Weltreise noch einmal um vieles anschaulicher und lebendiger. Sechs Filmlinks, die per QR-Code am Ende jedes Kapitels abrufbar sind, runden das multimediale Angebot ab.

Insgesamt ist das Buch sehr spannend zu lesen und der Leser hat an vielen Stellen das Gefühl, leibhaftig bei der Ländererkundung dabei zu sein. (Dorothea F.)

Hansen und Paul Hoepner „Zwei um die Welt - In 80 Tagen ohne Geld", Malik Verlag, 303 Seiten, 19,99 €, ISBN 978-3-890294-69-8

Happy Birthday im Doppelpack

Philip und Edmund sind zweieiige Zwillinge aus Wales. Als sie jünger waren haben sie auch viel Zeit in Berlin verbracht und sind dort auch in die Schule gegangen. Philip hat einmal für uns aufgeschrieben, was so toll am Zwillingsein ist und was nicht. Ihre Mutter Sue ist Autorin unseres Buches „Jetzt brauch ich einen Doppelten!"

Mein Name ist Philip, ich bin ein 14jähriger Zwilling, und ich würde gerne meine Perspektive als Zwilling kurz erläutern.

Mein Bruder und ich sind zweieiige Zwillinge, und ich bin leider 32 Minuten jünger als mein Bruder (eine Sache, die er mich nicht vergessen lassen darf).

Lästige Frage: Wer ist älter?

Wann auch immer jemand davon erfährt, dass wir Zwillinge sind, gibt es eine endlose Liste von Fragen, die man uns stellt. Natürlich fragt man immer, wer von uns älter ist (was sehr nervig ist!), und dann fragen die meisten von meinen Freunden: „Wie könnt Ihr Zwillinge sein, wenn Ihr Euch gar nicht ähnlich ausseht?".

Wir haben gerade unseren 14. Geburtstag - natürlich gemeinsam - gefeiert, und für mich ist es natürlich sehr schwer, mir das Leben ohne meinen Zwilling vorzustellen.

Wir waren immer zusammen.

Mein ganzes Leben lang habe ich alles mit meinem Bruder, Edmund, gemacht. Wir gingen zur gleichen Schule, hatten dieselben Freunde und taten einfach alles zusammen.

Vielleicht klingt das sehr schön für viele Leute, und es war auch so für die meiste Zeit, aber man kann auch sehr erschöpft werden von einem Menschen, den man ständig um sich hat und manchmal ist das eben auch so für unsere Zwillingsbeziehung.

Als Kleinkinder verbrachten wir jedes Jahr ein paar Monate in Berlin, und besuchten eine Grundschule in Prenzlauer Berg. Unsere eigentliche Heimat ist allerdings Wales. Das heißt, wir sind beide zweisprachig aufgewachsen - allerdings ist Deutsch inzwischen wieder oft eine Geheimsprache, weil wir jetzt wieder dauerhaft in Wales leben.

Wir sind sehr verschieden und gern für einander da!

Obwohl wir vom Charakter sehr unterschiedlich sind - ich bin totaler Fußballfan (ich habe eine Saisonkarte bei unserer örtlichen Mannschaft Swansea City, die in der Premier League spielt) und Edmund mag gern Xbox spielen - haben wir auch sehr viel gemeinsam, und ich bin einfach super froh, dass mein Bruder für mich da ist und ich für ihn!

‚Happy Birthday to Us'! (Philip)

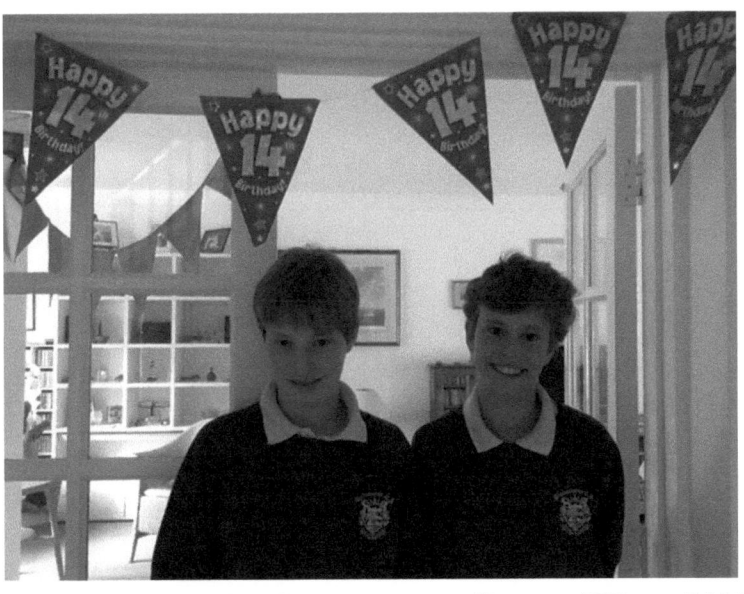

Schon 14! Wie die Zeit vergeht! Als die Mutter der beiden ungleichen Zwillinge ihr Buch schrieb - natürlich inspiriert von Philip und Edmund - waren sie noch Kleinkinder.

Ein Plädoyer für Zwillinge

Erziehungsratgeber für Zwillinge gab es inzwischen massenhaft. Zwillingsmutter Sue Mortimer wollte - inspiriert durch ihre Zwillinge - ein etwas anderes Buch schreiben.

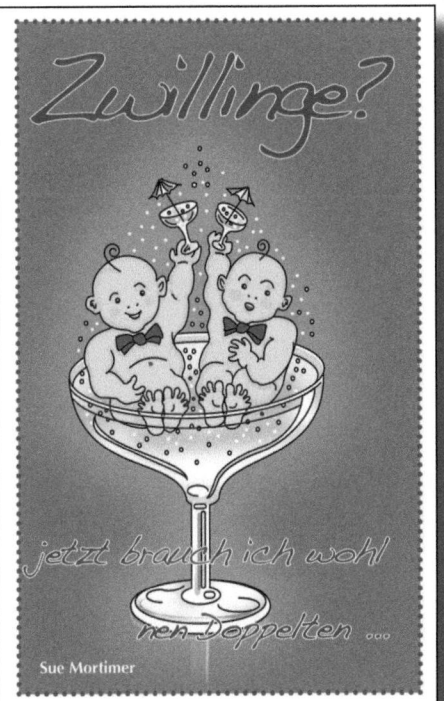

Und so entstand - zunächst auf Englisch, ihrer Muttersprache „Twins - mine is the Double" - also quasi „für mich ist der Doppelte". Und einen „Doppelten" können Zwillingseltern schon manchmal brauchen, wenn sie vom doppelten Glück erfahren.

Sue hat in ihrem Buch das Zwillingsein und das Zwillingehaben von allen möglichen Seiten beleuchtet und dargestellt. So sind viele interessante Geschichten und Aspekte in dem Buch enthalten. Eine tolle Lektüre für alle, die einmal nicht „erzogen" werden wollen, um ihre Zwillinge richtig zu erziehen.

Sue Mortimer, „Zwillinge? - jetzt brauch' ich wohl einen Doppelten ...", Verlag von Gratkowski, 19,90 Euro, ISBN 978-3-927058-14-9.

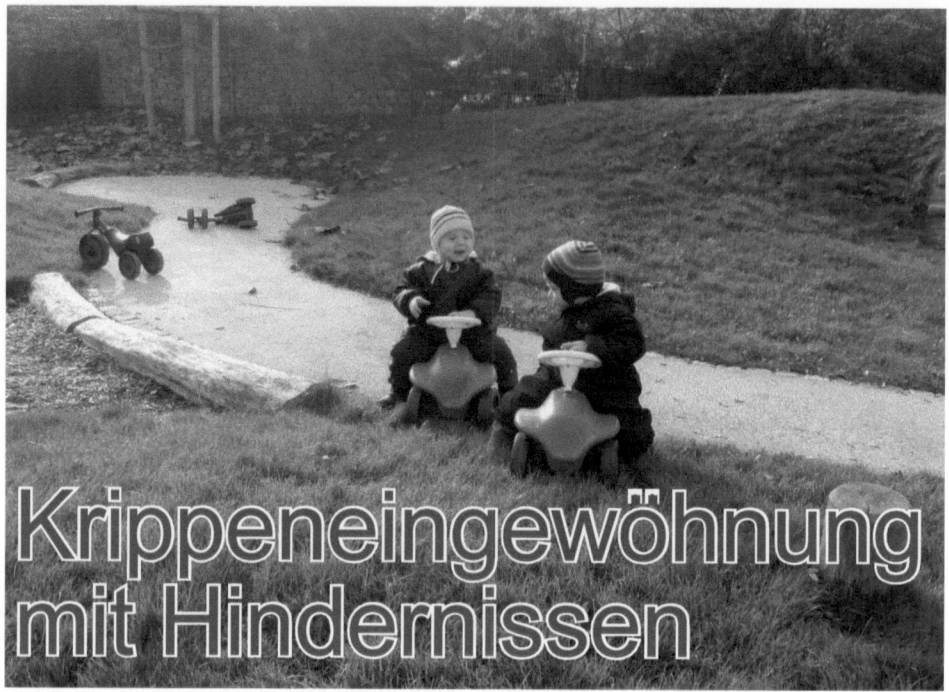

Krippeneingewöhnung mit Hindernissen

Ein großer Wendepunkt im Leben von Zwillingsmutter und Zwillingen ist stets der erste Krippenbesuch. Da braucht es Fingerspitzengefühl und Durchhaltevermögen bei der Eingewöhnung. Umso mehr, wenn ein Zwilling eine schwere Krankheit hat. Dorothea erzählt.

Eine Krippeneingewöhnung ist erfahrungsgemäß stets eine aufregende Zeit, eine im Doppelpack, darunter mit einem an Typ 1 Diabetes erkranktem Kleinkind, füllt viele Seiten. Im Folgenden seien einige exemplarische Tagebucheinträge, welche die ersten Krippenwochen unserer zweijährigen Zwillinge zum Thema haben, vorgestellt.

30.9.2016: Nun liegen die ersten beiden Eingewöhnungswochen in der Krippe hinter den Zwillingen und mir. Die Bilanz hierzu fällt recht erfreulich aus. Insgesamt lässt sich auf jeden Fall festhalten, dass die Zwillinge eine sehr intakte, sichere Bindung zu mir haben, was mich sehr freut und auch ein wenig stolz macht. Was habe ich mich in den ersten zwei Lebensjahren zwischen ihren einzelnen Bedürfnissen zerrissen, damit sie ja ein sehr gutes Urvertrauen ausbil-

den. Das scheint jedenfalls auch bei den Jungs geglückt zu sein.

Die ersten drei Tage kamen wir immer nach dem Frühstück und blieben für gute 90 Minuten in der Krippe. In meiner Anwesenheit weinten sie nicht eine Minute und erkundeten all die neuen Spielsachen. Am vierten und fünften Tag frühstückten sie dann mit mir zusammen mit den anderen Krippenkindern aus der blauen Gruppe um 8.30 Uhr. So konnte ich die Erzieherinnen gut anleiten, wie welches Essen zu berechnen ist. Danach unternahmen wir bereits die ersten kleinen Trennungsversuche, so dass ich mich für 10 bis 15 Minuten in den Nebenraum verabschiedete. An einem Vormittag schrie Vinzi herzergreifend, Korbi schien die Trennung vordergründig gelassener zu nehmen. Ich stehe unter so einem immensen Leidensdruck, dass es mir von meiner

Seite (obwohl ich die beiden selbstredend über alles liebe) so leicht wie noch nie fiel, mich von den Kindern für kurze Zeit zu lösen. Einzig der Diabetes beeinträchtigt meine Krippeneuphorie. Ich bin von der großen Angst geplagt, dass die Erzieherinnen bei den Mahlzeiten nicht genau aufpassen oder etwas falsch berechnen und es dadurch zu einer Blutzuckerentgleisung kommt. Aber bis Korbi leichten Herzens alleine in der Krippe bleibt, werde ich mich sowieso noch etwas gedulden müssen.

So sah der heutige Krippentag aus: Wie verabredet blieb ich die ersten zehn Minuten vor dem Frühstück noch im Gruppenraum. Ich wollte gerade bei Vinzenz die Verabschiedung beginnen, als Korbi die bevorstehende Trennung erahnte, sofort sein zufriedenes Spiel aufgab und sich brüllend in meine Arme warf. Trotzdem verabschiedete ich mich von Vinzi, drückte anschließend Korbi nochmals fest und ging dann auf Anraten der Erzieherinnen zügig aus dem Raum. Natürlich sehr aufgeregt, zumal er schon das Insulin für eine KE bekommen hatte. Von der Fachkraft für die Integrationskinder (selbst Zwillingsmutter) erfuhr ich in einem Elterngespräch etwas Ablenkung. Aber obwohl wir uns in einem anderen Stockwerk befanden, waren Korbis (wir vermuten alle eher wütende) Empörungsschreie überdeutlich zu vernehmen. Die Erzieherinnen waren rührend bemüht und gaben ihr absolut Bestes. Steffi ging sogar mit dem eingepackten und bis dahin unangerührten Frühstück von Korbi mit beiden Jungs in den Garten.

Vinzi hatte sich übrigens vorbildhaft verhalten und freudig mit großem Appetit sein Frühstück eingenommen. Trotz Steffis liebevollem Engagement dachte Korbi gar nicht daran, mit dem Brüllen aufzuhören. Er schrie seine ganze Wut und Empörung, von der Mama getrennt zu sein, lautstark raus. Da Steffi (und ich sowieso) immer nervöser wurden, da er schon über 30 Minuten das Insulin intus hatte, holte sie mich in den Garten. Kaum hatte ich den zornigen Korbi

in meine Arme geschlossen, verschlang er mit ungeheuer großem Appetit und in Windeseile sein Frühstück. Steffi war so lieb und wog ihm extra noch weiteres Essen ab.

Vinzi, der in der Krippe bereits mit dem liebevollen Spitznamen „Vinzi-Binzi" gerufen wurde, ließ sich anders als an den Tagen zuvor glücklicherweise von Korbis Raserei überhaupt nicht beeindrucken oder gar anstecken. Er spielte seelenruhig mit Eimerchen und Schäufelchen im Sand. Die Erzieherinnen reagierten sehr liebevoll und flexibel, indem sie die beiden ausnahmsweise auch in meinem Beisein noch eine knappe Stunde mit den anderen im Garten spielen ließen, was ihnen ausgesprochen gut gefiel. Nach Korbis donnerstäglichem Frühstücksverhalten beschlossen wir gemeinsam, dass ich am Freitag beim Frühstück wieder dabei wäre und erst danach eine Trennung stattfinden sollte. Die Zwillinge aßen in meinem Beisein erwartungsgemäß sehr gut. Nur war ich von der großen Sorge geplagt, dass die Erzieherinnen dies alles allein mit allen vielleicht gar nicht schaffen könnten, zumal wenn es wie an diesem Morgen Müsli gab. Ohne meine ständige Hilfe hätte Korbi mehr Müsli mit Milch auf sein T-Shirt und den Boden verteilt als dass in seinem Magen angekommen wäre, was diabetestechnisch sehr ungünstige Folgen gehabt hätte. Als ich nach dem Frühstück mit der Verabschiedung von Korbi ansetzte, schaltete er stante pede von dem selbstzufriedenen, in sich ruhenden Spiel- auf den lautstarken Wutmodus um, während sich Vinzi noch ein zweites Frühstück mit Johannes gönnte, sich genüsslich ein Stück Buttersemmel in den Mund schob und mir zum Abschied ganz lässig winkte.

Eigentlich hatten wir im Vorfeld vereinbart, dass ich für zehn Minuten auf der Couch sitzend in der Einrichtung warte und danach, wenn keine Erzieherin mehr Gegenteiliges sagen würde, eine Stunde die Krippe verlassen könnte. Korbi schien von diesem Plan nichts zu halten, weinte er doch fast unaufhörlich, so dass ich das Warten in der Krippe doch für sinnvoller erachtete. Ich hatte es mir ganz angenehm vorgestellt, mich in Ruhe meiner Zeitungslektüre widmen zu können. Stattdessen fühlte ich mich hundeelend, da Korbi so lautstark zu hören war. Glücklicherweise gab sich Julia allergrößte Mühe und erkannte recht schnell, dass er nicht in irgendeiner Weise bespaßt werden, sondern in Ruhe alles beobachten wollte. Tatsächlich beruhigte er sich nach langen 20 Minuten, als ihm Julia nur verschiedene Sandspielsachen hinlegte und er sich frei entscheiden konnte. Es war sehr angenehm und für alle Beteiligten positiv, dass ich nach Beendigung von Korbis Geschrei noch eine Viertelstunde drinnen wartete und Korbi erst dann draußen freudig in meine Arme schloss.

Vinzi hatte ich auf den ersten Blick im Kindergewusel gar nicht entdeckt. Er sauste hin und her und genoss das Spielen mit anderen Kindern im Garten offenkundig ausgesprochen. Die Erzieherinnen bestätigten mir, dass bei Vinzi somit die Eingewöhnung erfolgreich abgeschlossen sei und er mit zwei Wochen dabei sehr gut im Rahmen läge. Bei Korbi müssten wir einfach noch etwas Geduld aufbringen, wozu jeder in der Krippe (und selbstverständlich auch ich) vollends bereit ist.

4.10.2016: Ich sitze gerade im hellen, lichtdurchfluteten und sehr modern eingerichtetem Mitarbeiterzimmer der integrativen Kinderkrippe und leide extrem. Nun hat die dritte Krippenwoche begonnen. Vinzi geht freudig in die Krippengruppe und sucht sich sogleich das erste Spielzeug, während sich Korbi heute schon beim Betreten der Krippe gar nicht von meinem Hosenbein trennen wollte. Die ganze Zeit vor dem Frühstück (die sich heute sehr lange hinzog, da das Brot erst mühsam Scheibe für Scheibe im Toaster aufgetaut werden musste), kuschelte sich Korbi an mich auf meinem Schoß. Vinzi baute in der Zwischenzeit Duploautos zusammen. Die Erzieherinnen waren durch die verzögerte Brotzeit dermaßen ab-

gelenkt, dass sie völlig vergaßen, Korbi wie vereinbart zehn Minuten vor Frühstücksbeginn schon einmal die 1,4 Insulineinheiten für seine ersten zwei KE abzugeben, so dass ich dies dann erledigte. Heute gab Steffi ihm auch nur für eine KE Brot und vergaß, das Obst abzuwiegen. Ich kann nur stark hoffen, dass die Erzieherinnen ohne meine Anwesenheit stärker auf die KE-Anzahl geachtet hätten. Nach dem Frühstück verabschiedete ich mich von den Zwillingen. Korbi hatte gerade begonnen, sich etwas von mir zu lösen und sich mit Nadine und Vinzi die Hände zu waschen. Als ich ging, weinte Korbi bitterlich und ich fühlte mich wie immer schlecht und schlechter.

Auf der einen Seite bin ich dermaßen erschöpft, dass ich mir nichts sehnlicher wünsche, als dass die Zwillinge wenigstens für drei Stunden gut betreut werden und ich in der Zeit ausnahmsweise keine mich manchmal fast erdrückende Verantwortung und quälende Dauersorgen ertragen muss. Auf der anderen Seite zerbricht es mir das Herz, wenn ich Korbi gerade noch in meinem Beisein glücklich spielen sah und sich dieser Gemütszustand augenblicklich in das Gegenteil verkehrt, sobald ich den Raum verlasse. So komme ich sehr ins Grübeln, ob das mit der Krippe wirklich eine gute Idee war. Jedoch ist die Vorstellung, noch ein weiteres Jahr mit den Zwillingen toujours daheim zu sein (gerade bei nasskaltem Herbst- und Winterwetter) auch alles andere als verlockend.

Gerade kam ganz süß Julia zu mir und zeigte mir Fotos, die sie kurz zuvor von den Jungs gemacht hatte. Vinzi war sehr angetan von dem Bällebad, Korbi hatte sich glücklicherweise beruhigt und auf dem Schoß von Steffi Platz genommen. Wir hofften gemeinsam, dass er sich nicht wieder in das Weinen hineinsteigern, sondern mehr oder weniger freudig zu spielen beginnen würde. Jedenfalls entließ mich Julia zu meinem ersten einstündigen „Freigang", der, wenn alles gut klappen würde, bis über das Mittagessen - was in der Krippe wirklich schon um 11.00 serviert wird - andauern könnte.

Ich wünsche mir sehr, dass dies alles sowohl trennungsschmerz- als auch diabetesmäßig klappt. Und tatsächlich hole ich die Jungs eine Stunde später ganz guter Dinge im Gruppenraum ab, mit dem Mittagessen wollten die Erzieherinnen aber doch lieber noch etwas warten.

In der Krippe angekommen wirkte Korbi zugänglicher als gestern, was ihn jedoch nicht an verzweifelten und wütenden Heulattacken hinderte, als ich mich nach dem Frühstück erdreistet hatte, ohne die Jungs den Gruppenraum zu verlassen. Selbst Vinzi krallte sich bei der Gelegenheit ebenfalls an meinem Bein fest und verzog das Gesicht gleichermaßen zum Weinen. Jetzt sitze ich mal wieder im Personalzimmer und höre, wie sich die Kinder gartenfein machen. Daraus schließe ich, dass die Jungs oder zumindest Korbi den Morgenkreis durch ihr Schreien sehr schnell beendet haben, da sie bereits fünf Minuten später auf dem Weg in den Garten waren. Aus meinem Warteraum vernahm ich überdeutlich Korbis erschreckend ausdauerndes und lautes Geschrei, das auch nach 15 Minuten in keiner Weise abzuebben schien. Unterbrochen wurde es immer wieder durch die lautstarke Anweisungen der Erzieherinnen an Korbis Bruder: „Vinzi, hiiiier bleiben! Viiiiinzi, wir warten noch auf die anderen!" Es würde mich etwas beruhigen, wenn ich mir sicher wäre, dass bei Korbi wirklich nur Zorn das ausschlaggebende Motiv ist. Aber ich zweifle mit jeder Minute mehr von Korbis Gebrüll daran, ob das Projekt Krippe die richtige Entscheidung war und ob er sich je in der Krippe so richtig wohlfühlen wird. Nach guten 20 Minuten verstummte das Schreien. Allerdings nur deshalb, da sie jetzt alle in den Garten rausgegangen sind, nicht unbedingt, weil Korbi glücklich und zufrieden spielen würde …

Ich nutzte die Dreiviertelstunde, um völlig zweckfrei und ohne Dauerfokussierung auf die Zwillinge entspannt durch den nahegelegenen Supermarkt zu schlendern. Ich war guter Hoffnung, dass die Jungs heute zum ersten Mal auch ohne mein Beisein ihr Mittagessen einnehmen könnten. Da hatte ich mich allerdings deutlich geirrt, wurde ich doch schon von einer Erzieherin einer anderen Gruppe mit den Worten empfangen, dass Korbi jetzt schon wieder schreien würde, so dass ich ihn gleich im Garten in Empfang nehmen dürfte. Über mein Eintreffen freute sich dieses Mal auch Vinzenz sehr und ich kuschelte erst mal mit beiden ausgiebig.

7.10.2016: Seit heute fahren wir alle (Erzieherinnen und ich) eine neue Taktik und diese scheint hervorragend zu klappen. Nachdem wir uns einig waren, dass die Krippeneingewöhnungsphase momentan eher stagniert, überlegten die Erzieherinnen, wie sie die Krippeneingewöhnung mit einem gesunden Kind machen würde - Korbi wurde bis jetzt von allen schon immer etwas mit Samthandschuhen angefasst. Dabei meinten sie, dass sich die Mütter der anderen Kinder auch ganz normal an der Gruppenraumtür verabschieden würden und nicht - wie ich - erst eine ganze Zeit in der Gruppe dabei sind. Mit der Zeit würden sich die Kinder in der Gruppe immer schneller wohler fühlen. Da bei Korbi aber stets eine große Anspannung bezüglich des Essens herrscht und der erste Versuch, Korbi ohne mein Beisein zum Essen zu bringen, scheiterte, kamen Julia und Steffi auf die gute Idee, dass ich Korbi und Vinzi zu Hause das Frühstück und das dafür nötige Insulin geben sollte, um dann erst die Jungs gegen 9.00 Uhr in die Krippe zu bringen. Gesagt, getan, und es funktionierte.

Ich informierte die Jungs kurz vorher, dass ich sie heute schon an der Gruppentür verabschieden und dann gleich gehen werde. Vinzi ging nach einem coolen „Ciao"-Ruf gleich zum Spielen, Korbi weinte erst mal herzzerreißend, beruhigte sich aber sofort wieder. Statt ihn ständig zum Spielen aufzufordern, ignorierten die Erzieherinnen Korbi eher, was bei ihm genau das Richtige schien. Wenn er von jemandem angesprochen wurde, drehte er sich offensichtlich konsequent weg, um deutlich zu zeigen, dass er in Ruhe gelassen werden will, aber - völlig anders als in den letzten Tagen - weint er überhaupt nicht mehr, sondern beobachtet das Geschehen um ihn herum.

Vinzi dagegen ist bereits voll in das Krippenleben eingebunden und wuselt die ganze Zeit durch den Raum. Heute ist der letzte Tag der dritten Eingewöhnungswoche und die Zwillinge bleiben zum ersten Mal zum Mittagessen. Ich sitze im Erdgeschoß der Krippe für den Fall der Fälle und höre immer wieder Wortfetzen von oben aus unserer blauen Gruppe. Vinzi scheint es sehr gut zu munden, Korbi will, wenigstens momentan, eher noch nichts essen. Er hat leider beunruhigend hohe Zuckerwerte, über 340mg/dl, was mich natürlich absolut fertig macht. Aber ich wollte heute extra den Erzieherinnen noch nicht sagen, dass sie bei so hohen Werten eigentlich blutig messen und dementsprechend korrigieren müssten. Zumal das Insulin, das er vor dem Essen bekommen hat, zur Not ja auch als Korrekturinsulin gesehen werden könnte, wenn er sich zum Essen nicht bewegen lässt. Ich hoffe inständig, dass die Blutzuckerwerte am Vormittag sowieso wieder deutlich sinken, wenn er sich denn erst einmal in der Krippe wohl fühlt und keine so starken Stresshormone ausgeschüttet werden. Monatelang waren die Blutzuckerwerte vormittags in der Regel vorbildlich.

10.10.2016: Immerhin stürmten heute beide Jungs mit großer Freude in den Gruppenraum. Als Korbi merkte, dass ich mich verabschieden wollte, klammerte er sich zwar an mich und weinte herzhaft, hörte aber laut den Erzieherinnen „schon" nach einer Viertelstunde damit auf. Uff, 15 Minuten Weinen zerreißen mir fast das Mutterherz! Vinzi schien der Abschied nichts auszumachen. Dafür war er nach zwei Stunden so erschöpft, dass ich ihn schon beim Betreten der Krippe ausdauernd weinen hörte. Ja, bei Zwillingen - selbst ohne Diabetes - sind die Freuden, aber auch die Sorgen oft verdoppelt. Läuft es bei dem einen Zwilling an dem einen Tag hervorragend in der Krippe, ist der andere just an diesem Tag das Sorgenkind, um am nächsten Tag die Plätze wieder zu tauschen. So wechselt zwar täglich das Kind, das mir mehr Kummer bereitet, aber das Gefühl der permanenten Sorge und Dauerangespanntheit ist auf diese Weise unauslöschlich präsent. Vinzi war den ganzen restlichen Tag noch relativ unleidlich und weinte auch abends, als ich meinen Erwachsenenfranzösischkurs unterrichtete.

18.10.2016: Gestern war der erste Tag der fünften Krippenwoche und wir hatten zum ersten Mal die höchst erfreuliche Situation, dass weder Vinzi noch Korbi bei meinem Abschied weinten. Beim Abholen erfuhr ich, dass sie begeistert beim Kinderturnen mitgemacht haben, auch das Mittagessen verlief fabelhaft.

Aber die Zwillinge müssen in den nächsten Wochen noch eine Schulung über das korrekte Verhalten nach dem Abholen in der Krippe absolvieren … Da hilft mir mein ganzes gutes Pädagogikexamen nichts, bei zwei Jungs, die aus dem Gruppenraum stürzen und sofort eine Riesengaudi haben, die Rampe vom ersten Stock zum Erdgeschoss unzählige Male rauf und runter zu rennen, zu rutschen oder zu kugeln. Und damit es nicht langweilig wird, reißt Vinzi auch zuverlässig bei jedem Erreichen des Erdgeschosses sozusagen als erzielten Wanderstempel einen Bund Grünlilien, die bis vor dem Krippeneintritt der Zwillinge üppigst wucherten, aus den an der Wand hängenden Blumenkästen heraus. Die viele Bewegung regt die Verdauung an. Das Windelwechseln bei Vinzi nützt Korbi effektiv, um sich seinerseits auch an den Grünlilien zu versuchen …

Nun ist über ein halbes Jahr vergangen, die Jungs lieben die Krippe. Seit März halten sie sogar drei Tage in der Woche dort ihren Mittagsschlaf. Mir wird regelmäßig schwer ums Herz, wenn ich daran denke, dass die Monate in der Krippe gezählt sind und ab September bereits die Eingewöhnung der beiden im Kindergarten bevorsteht …

(Dorothea F.)

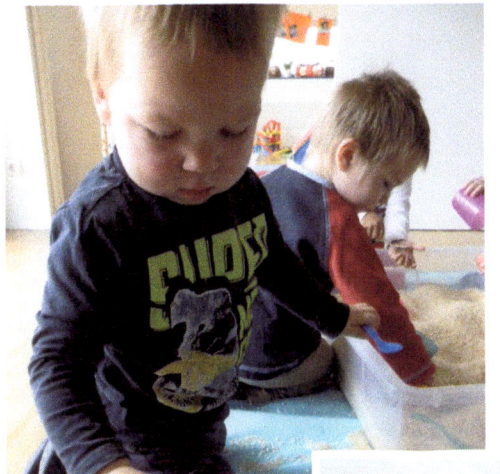

Mit Eifer dabei - die Zwillinge Vinzenz und Korbinian haben sich gut einge- wöhnt in der Kinderkrippe. Hier machen sie begeistert mit beim „Schütten- Üben" ...

Heute nicht so gut drauf? Jetzt reicht's! Wir wol- len endlich abge- holt werden.

Und hier ist die Stimmung schon wieder besser. Nach der Eingewöhnung haben beide Spaß daran, in der Krippe mitzumachen. Wie man sieht und liest, lohnt es sich, bei der langen Eingewöhnungsproze- dur die Geduld nicht zu verlieren.

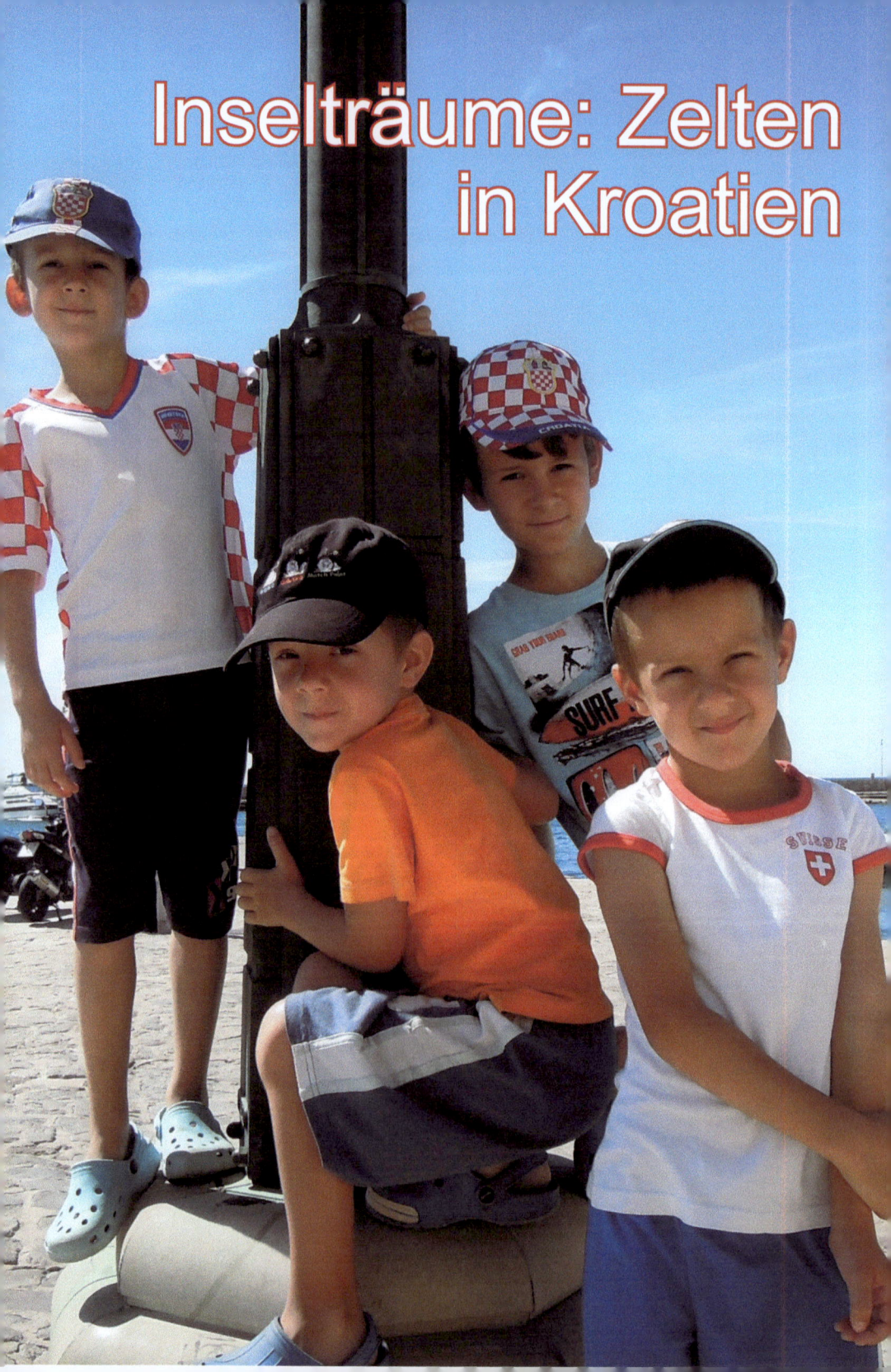

Inselträume: Zelten in Kroatien

Zwillingsfamilie R. ist hier ja fast zu Hause: In Kroatien, denn Papa Drazen stammt aus diesem wunderbaren Urlaubsland. Tatsächlich ist die Zwillingsfamilie - vier Jungs - mit ihren Eltern aus der Schweiz angereist, um auf der Insel Krk einen romantischen Zelturlaub zu verbringen.

Wenn um 23 Uhr die Lichter auf dem Campingplatz Glavotok ausgehen, fühlen wir uns wie im adriatischen Himmel. Alles ist still, bis auf die Wellen, die leise gegen die grauen Felsen der Insel Krk schlagen. Zu sehen sind nur noch die vereinzelten Lichter auf der benachbarten Insel Cres und der Widerschein der Stadtbeleuchtung über Rijeka auf dem Festland. Die Kinder schlafen tief und fest, erfüllt nach einem Tag voller Sonne, Baden und Klettern auf den Felsen welche die kroatische Küste so typisch prägen.

Der Campingplatz Glavotok ist umgeben von üppiger Natur, mediterranen Wäldern und der kristallklaren Adria. Er bietet kroatische Gastfreundlichkeit und Warmherzigkeit par excellence. Es gibt insgesamt 336 Stellplätze von denen 120 von Dauerpächtern belegt sind. Die sanitären Anlagen sind sauber und zweckmäßig eingerichtet und im platzeigenen Restaurant werden neben 35 verschiedenen Pizzasorten auch die Spezialität des Hauses, bei Niedrigtemperatur gegarter Tintenfisch, angeboten.

Eine kleine Bäckerei sorgt für ofenfrisches Brot, kühle Getränke und Glacé und jeden Tag bietet ein Bauer am Eingang lokales Gemüse und Früchte feil. Wer mehr braucht, muss zu den großen Supermärkten vor den Toren der 15 Kilometer entfernten Stadt Krk fahren.

Dass der Zeltplatz ein beispielhaftes Unternehmen ist, hat sich herumgesprochen. Die besten Plätze sind meist schon ein Jahr im Voraus ausgebucht.

Wir genießen die Ruhe und Überschaubarkeit von Glavotok. Hier scheint keine Hektik aufzukommen. Es ist ein kleiner, familiärer Ort des Friedens weit weg von den großen Campingplätzen mit ihren riesigen Hüpfburgen, Game Centern und Daueranimationen.

Ein bescheidenes Programm wird dennoch geboten. Am Nachmittag finden die beliebten Beach-Volleyball-Turniere statt und auch Aqua-Aerobic hat einen festen Platz. Ich lasse mir beides entgehen, schließlich habe Ferien. Stattdessen gönne ich mir regelmäßig eine Freiluftmassage, lasse meinen Rücken gekonnt von Ivanca durchkneten, während mich der Wind und das sachte Plätschern des Wassers zum Dösen verführen. Es ist einfach herrlich.

Eine eigene Tauchbasis bietet alles was ein Taucherherz begehrt und vermietet auch Kajaks.

Uns hat es aber die meeresbiologische Station angetan. Hier wird uns ein tieferes Verständnis des Meeres und die Notwendigkeit seines Schutzes nähergebracht. Die Programme umfassen ein breites Spektrum und es ist viel für Familien und Kinder dabei. So werden zum Beispiel an einem Tag gemeinsam Fallen gebaut und in der Bucht ausgelegt. Am nächsten Morgen werden die Fallen wieder eingeholt und es werden die Tiere bestimmt, welche gefangen wurden.

Um 18 Uhr ertönt dann eine laute Stimme zu fetziger Musik und die kleinen Köpfe recken sich in die Höhe, man sieht ein Gewusel von lachenden und rennenden braunen Kinderkörpern. Meine Jungs sind auch schon unterwegs, außer Elia, er ist mit seinen zehn Jahren schon viel zu cool dafür. Die Kinderdisco ist für die kleinen Gäste gedacht und wird mit viel Herzlichkeit jeden Abend durchgeführt. Es wird getanzt, gespielt und gelacht, die einen schauen nur zu, die anderen sind schon geübte Tänzer und wenig scheu.

Wir sind entspannt, genießen die Stunde vor dem Abendessen bei einem kühlen Bier und beobachten das bunte Treiben. Meine liebste Zeit des Tages. Die Sonne steht tiefer und lässt die Schatten länger werden, die Hitze des Tages weicht einer angenehmen Wärme. Wir sind alle frisch geduscht, die Kinder zeichnen, spielen oder jagen Eidechsen. Der Verkehr auf dem Campingplatz ist moderat und sehr langsam, so dass auch kleinere Kinder schon auf die Pirsch können. Für die Kinder ist es ein einziger großer Abenteuerspielplatz.

Unsere Nachbarn sind Slowenen, Italiener, Deutsche und Schweizer, der Umgang ist freundlich, man trinkt auch mal ein Bier zusammen, wahrt aber doch einen angenehmen Abstand zueinander. Etwas, das wir Schweizer schätzen und auch zu Hause so pflegen. Elia hat Anschluss gefunden bei einem Schweizer Jungen in seinem Alter. Sie tauschen Comic-Hefte aus und manchmal sitzen sie zusammen vor den Waschräumen - mit ihren, besser gesagt unseren, Handys. Dort soll der WLAN-Empfang besser sein und das erklärt auch, dass die Steinmauern dort zu einem beliebten Jugendtreffpunkt avancieren.

Wir brauchen kein WLAN, meine Mails checke ich nicht, erreichbar sind wir nur in Notfällen. Sendepause. Ruhe. Einfach mal nicht erreichbar sein, tut unheimlich gut. Das Notebook haben wir trotzdem dabei, ab und zu verwandeln wir unser Zelt in ein Kino, die Kinder machen es sich auf den Matten gemütlich und schauen voller Hingabe einen Film.

Mein Mann ist Kroate, es ist seine Heimat und abgesehen davon ein wirklich schönes Land. Ich habe mich von Anfang an verliebt in die malerischen Küstenstädtchen, die wilden Buchten, das glasklare Wasser und die felsige Küste. Wir haben fast jeden Sommer in Kroatien verbracht, seine Familie besucht um dann ans Meer zu fahren. Mit vier Jungs in ein Hotel zu gehen schien uns

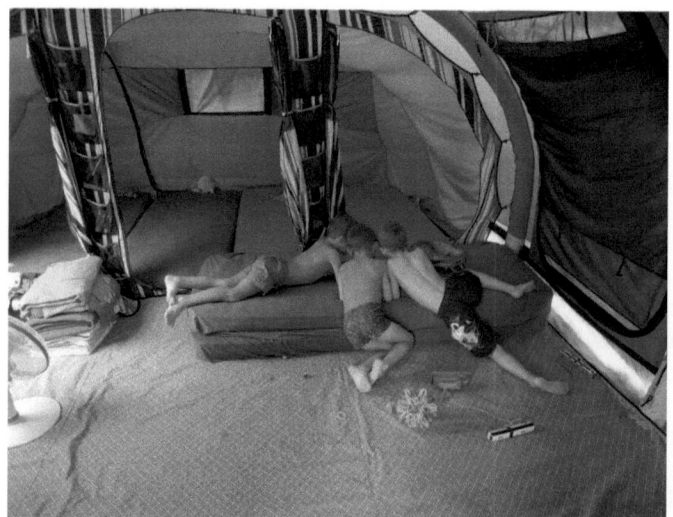

Fast wie zu Hause - ein Zeltvorbau, in dem die Jungs spielen und sogar Filme angucken können. Bei schönem Wetter allerdings weniger gefragt.

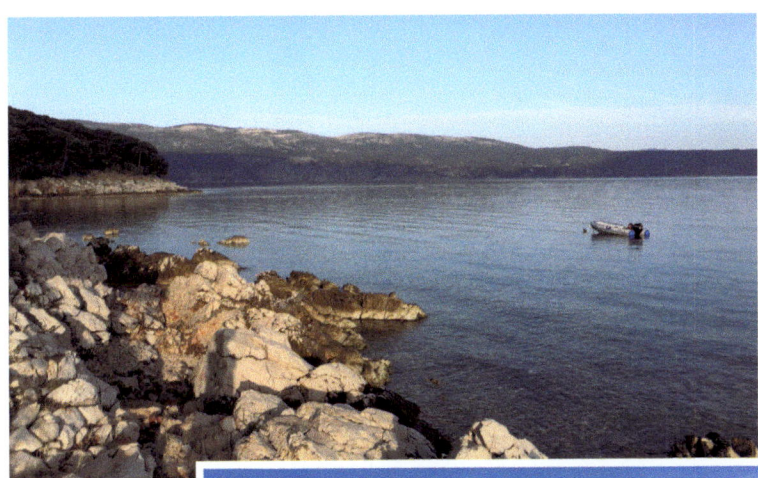

Ruhig liegt die See. Und wenn dann wieder ein Sturm aufzieht, heißt es, alles gut festklemmen und absichern. Natur pur.

Die zerklüftete Küste Kroatiens - mal liegt das Meer still, mal lädt es zum Baden ein und dann wieder gibt es Wind und Wellen.

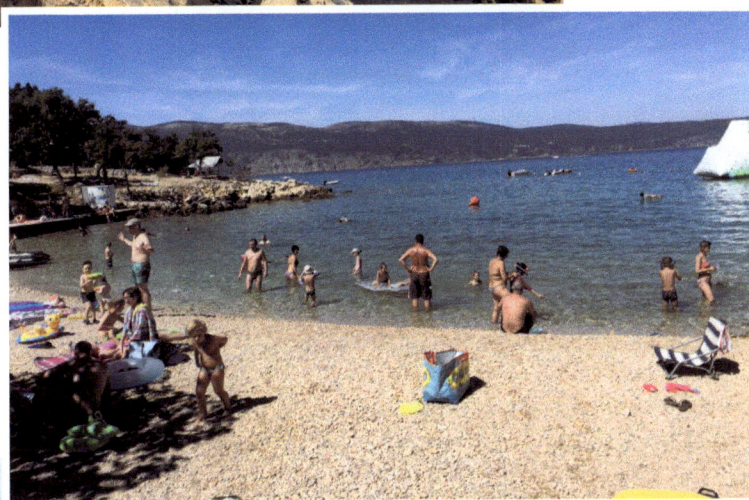

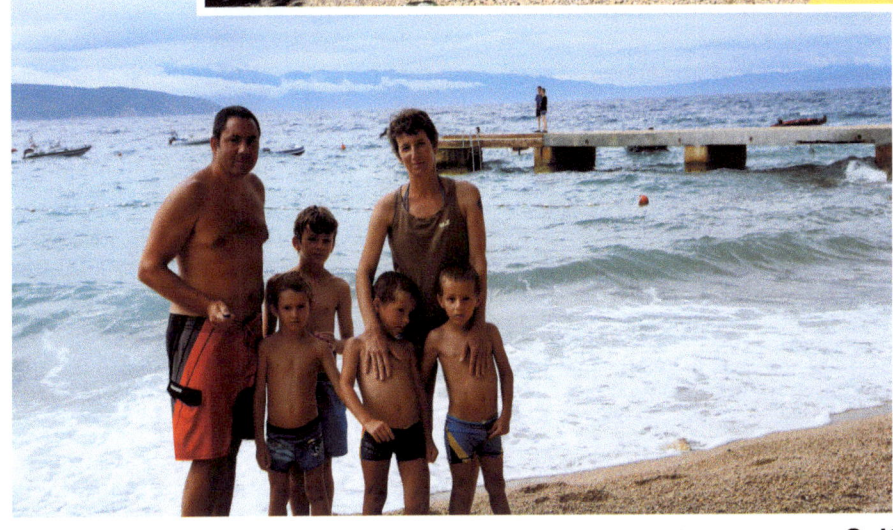

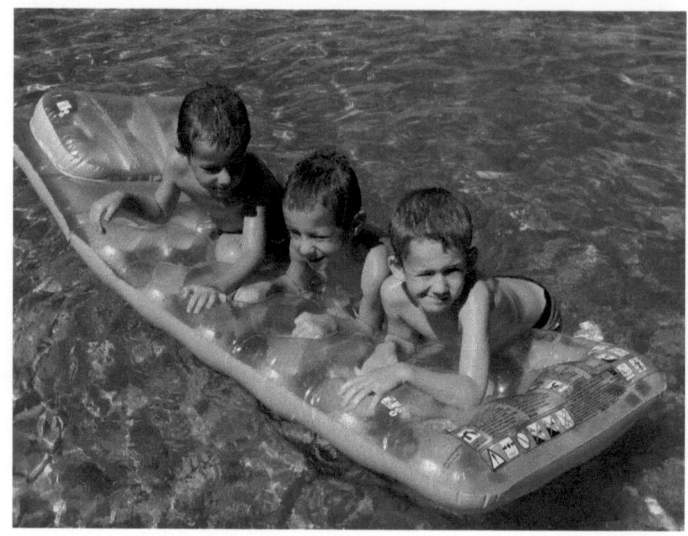

Da macht das Baden Spaß - herrlich klares Wasser. Die drei Jungs können bis auf den Grund sehen.

wenig verlockend, die Zimmer zu eng um dem Bewegungsdrang gerecht zu werden. Gerade Campingplätze befinden sich oftmals an bezaubernden Küstenabschnitten, an wunderschönen, versteckten Buchten und weiten Stränden. Und sie bieten viel Platz und Freiraum. Wer wenig Lust auf Zelt aufbauen oder Wohnwagenambiente hat, dem bieten die inzwischen fast überall vorhandenen Bungalows eine gute Alternative.

Drazen und ich haben schon viele Nächte in Zelten verbracht in einer Zeit, als wir noch ohne Kinder unterwegs waren und auch noch nicht zusammen. Er damals mit dem Motorrad, ich mit dem Fahrrad. Sein eigenes Daheim dabei zu haben, vermittelt ein Gefühl von Freiheit und Unabhängigkeit und vor allem Abenteuer. Dass mich von der Natur nur ein dünner Stoff trennt, hat mich nie gestört, im Gegenteil, ich habe diese Nähe geliebt, geradezu gesucht. Und als die Kinderbande vollständig war, haben wir schon bald nach einem geeigneten Familienzelt gesucht. Schnell aufgebaut muss es sein, denn nach 12 Stunden Reisezeit sind alle erschöpft. Wer da ein großes Stangenzelt aufbauen will, braucht Nerven und mindestens vier Hände.

Wir haben uns für das Modell Harrier von der Firma Outwell entschieden. Ein Vierraum-Tunnelzelt das bequem bis zu sechs Personen beherbergen kann und einen großen Wohn- und Eingangsbereich bietet. Die Höhe beträgt angenehme 2 Meter. Aber das wirklich großartige an diesem Zelt ist, dass es eine integrierte aufblasbare Gestellkonstruktion hat. Und ja, das funktioniert zu hundert Prozent, ist stabil und hält auch starken Winden und Stürmen stand. Der Auf- und Abbau ist einfach, schnell und kann ausgenommen von ein paar wenigen Stützhilfe von einer Person gemeistert werden. Inzwischen sieht man immer mehr Zelte dieser Art verschiedener Marken und ehrlich gesagt, was das Schweizer Militär schon längst verwendet, kann einfach nicht schlecht sein!

Die Jungs lieben das Leben im Zelt. Wir schlafen alle neben einander. Am Anfang bedeckt mit ein paar leichten Leintüchern, um dann in der Nacht, wenn es abkühlt, doch noch die eine oder andere Decke hervor zu holen.

Und auch dieses Jahr kommt der Sturm. Man sieht, wie sich an der Küste die schwarzen Wolken verdichten. Es braucht Zeit, bis sich so ein Sturm aufbaut und wir beobachten es mit Faszination. Wir machen die Schotten dicht, räumen alles ins Auto und ins Zelt, prüfen die Heringe und ziehen die Leinen straff. Mein Mann geht nochmals zum Meer, es ist ein Naturschauspiel vom Feinsten, zuckende Blitze, das laute Grollen des Donners und man sieht ganz deutlich wo er gerade wütet.

Elia fürchtet sich und kuschelt sich ganz nahe an mich ran und auch Davor und die Zwillinge suchen Nähe. Wir machen für die Kinder ein kuscheliges Nest, summen Lieder und erzählen Geschichten. Schnell schlafen sie ein. Ich fühle mich geborgen und am nächsten Morgen wachen wir bei schönstem Sonnenschein auf.

Krk ist mit dem Festland durch eine Bogenbrücke verbunden. Bei ihrer Eröffnung 1976 war sie die am weitesten gespannte Beton-Bogenbrücke der Erde. Erst 1996 wurde sie durch eine Brücke in China übertroffen. Die Gesamtlänge der Brücke beträgt 1.450 Meter, die Höhe 67 Meter.

Der Wind wird hier gefürchtet und mancher Camper hat schon vor der geschlossenen Brücke warten müssen, bis er abflacht und die Überfahrt wieder frei gegeben wurde.

Bura heißt der trockene, kalte und böige Fallwind. Winde vom Bora-Typ gehören mit ihrer Häufigkeit und ihren hohen Durchschnittsgeschwindigkeiten, vor allem zwischen Triest und der Nordwestküste Kroatiens, zu den stärksten Winden der Welt. Spitzengeschwindigkeiten einzelner Böen erreichen hier Werte von bis zu 250 km/h. Mancher Camper hat da schon unfreiwillig ein paar Tage länger auf der Insel Krk verbracht, da dann aber auch keine neuen Gäste kommen, stört das niemanden.

Nach zwei Wochen machen wir uns wieder auf die Heimfahrt. Es ist ein wunderschöner Tag, der Himmel tief blau und als wir über die Brücke auf das Festland fahren und noch einmal über das glitzernde Wasser blicken, überkommt uns eine tiefe Zufriedenheit. Wir tragen die Erinnerungen und die kroatische Sonne im Herzen und die Kinder fragen schon, wann wir denn wieder nach Kroatien kommen. (Familie R.)

Zelt flach ... Urlaub vorbei ... wir kommen nächstes Jahr wieder nach Kroatien - das ist ganz gewiss.

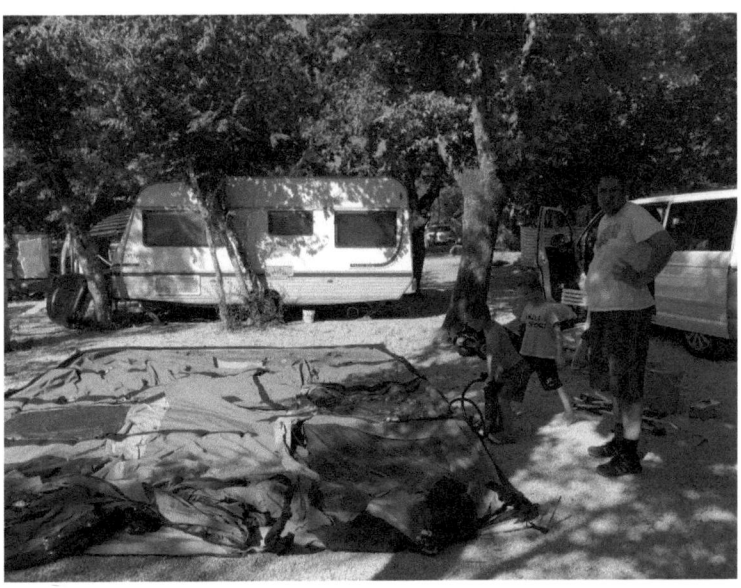

Bisher erschienene Ausgaben von
ZWILLINGE - *das Magazin*

Folgende Ausgaben unserer neuen Zeitschrift sind jederzeit & immer zu haben unter www.twins.de und auf allen gängigen Internet-Buchbestell-Portalen. Als Buch für 9,90 €, als E-Book für nur 7,99 € (nur bis Ausgabe 17). Von Ausgabe 01 bis inklusive Ausgabe 20 wurde das Magazin unter dem Titel: „Das neue ZWILLINGE Magazin" veröffentlicht. Danach haben wir die Zeitschrift umbenannt, damit sie im Internet besser gefunden wird.

- Das neue ZWILLINGE Magazin - Ausgabe 01: ISBN 978-3-927058-22-4 (print 9,90 €)
- Das neue ZWILLINGE Magazin - Ausgabe 02: ISBN 978-3-927058-25-5 (print 9,90 €)
- Das neue ZWILLINGE Magazin - Ausgabe 03: ISBN 978-3-927058-28-6 (print 9,90 €)
- Das neue ZWILLINGE Magazin - Ausgabe 04: ISBN 978-3-927058-32-3 (print 9,90 €)
- Das neue ZWILLINGE Magazin - Ausgabe 05: ISBN 978-3-927058-36-1 (print 9,90 €)
- Das neue ZWILLINGE Magazin - Ausgabe 06: ISBN 978-3-927058-53-8 (print 9,90 €)
- Das neue ZWILLINGE Magazin - Ausgabe 07: ISBN 978-3-927058-60-6 (print 9,90 €)
- Das neue ZWILLINGE Magazin - Ausgabe 08: ISBN 978-3-927058-65-1 (print 9,90 €)
- Das neue ZWILLINGE Magazin - Ausgabe 09: ISBN 978-3-927058-67-5 (print 9,90 €)
- Das neue ZWILLINGE Magazin - Ausgabe 10: ISBN 978-3-927058-73-6 (print 9,90 €)
- Das neue ZWILLINGE Magazin - Ausgabe 11: ISBN 978-3-927058-79-8 (print 9,90 €)
- Das neue ZWILLINGE Magazin - Ausgabe 12: ISBN 978-3-927058-82-2 (print 9,90 €)
- Das neue ZWILLINGE Magazin - Ausgabe 13: ISBN 978-3-927058-84-2 (print 9,90 €)
- Das neue ZWILLINGE Magazin - Ausgabe 14: ISBN 978-3-927058-90-4 (print 9,90 €)
- Das neue ZWILLINGE Magazin - Ausgabe 15: ISBN 978-3-927058-93-4 (print 9,90 €)
- Das neue ZWILLINGE Magazin - Ausgabe 16: ISBN 978-3-927058-95-8 (print 9,90 €)
- Das neue ZWILLINGE Magazin - Ausgabe 17: ISBN 978-3-927058-97-2 (print 9,90 €)
- Das neue ZWILLINGE Magazin - Nr. 18: ISBN 978-3-927058-99-6 (nur print - 7,99 €)
- Das neue ZWILLINGE Magazin - Nr. 19: ISBN 978-3-927058-39-2 (nur print - 7,99 €)
- Das neue ZWILLINGE Magazin - Nr. 20: ISBN 978-3-927058-43-9 (nur print - 7,99 €)
- ZWILLINGE - DAS MAGAZIN - Nr. 21: ISBN 978-3-927058-46-0 (nur print - 7,99 €)
- ZWILLINGE - DAS MAGAZIN - Nr. 22: ISBN 978-3-743141-65-0 (nur print - 7,99 €)
- ZWILLINGE - DAS MAGAZIN - Nr. 23 noch nicht erschienen (nur print - 7,99 €)
- ZWILLINGE - DAS MAGAZIN - Nr. 24 ISBN 978-3-7431-6633-2 (print 7,99 €)
- ZWILLINGE - DAS MAGAZIN - Nr. 25 ISBN 978-3-7431-7302-6 (print - 7,99 €)
- ZWILLINGE - DAS MAGAZIN - Nr. 26 ISBN 978-3-7448-1375-4 (print - 7,99 €)
- ZWILLINGE - DAS MAGAZIN - Nr. 27 ISBN 978-3-7448-6986-7 (print - 7,99 €)
- ZWILLINGE - DAS MAGAZIN - Nr. 28 ISBN 978-3-7448-xxxxxx (print - 7,99 €)

Jedes Magazin (Buch) 9,90/bzw. 7,99 € portofrei im Internet oder plus Porto 1 € über www.twins.de - bis Ausgabe 17 und ab Ausgabe 24 auch als E-Book auf Amazon & anderen Portalen. E-Book für 5,99 €.

Nächste Ausgabe: ZWILLINGE - DAS MAGAZIN - Ausgabe 29 = Nov./Dez. 2017 voraussichtlich ab 26. Nov. 2017*)

*) da das Heft bei Books on Demand produziert wird, können wir keinen definitiven Termin für das Erscheinen angeben, da wir auf die Produktionszeiten von BoD keinerlei Einfluss haben.

1-er, 2-er, 3-er Vehikel und mehr
MOBIL mit Kindern
www.zwillingsburg.de
Zwillingswickelauflage
Zwillingswiege
Unsere Zwillingsausstattung? Na klar von www.zwillingsburg.de!
• Der Spezialist für Mehrlingsartikel
• 10 % Zwillingsrabatt auf viele Artikel
• Lieferung auf Abruf: Wir lagern gerne Ihre Bestellungen bis zur Geburt
Gerne beraten wir Sie rund um das Thema Mehrlinge!
Annette Wulf · Tel. 08 41 – 15 96 736 · info@zwillingsburg.de · www.zwillingsburg.de

SCHÖNE MODE UND GESCHENKE
FÜR ZWILLINGE,
MÄDCHEN UND JUNGEN!
LiebZwei
DIE EINZIGARTIG SIND
www.liebzwei.de

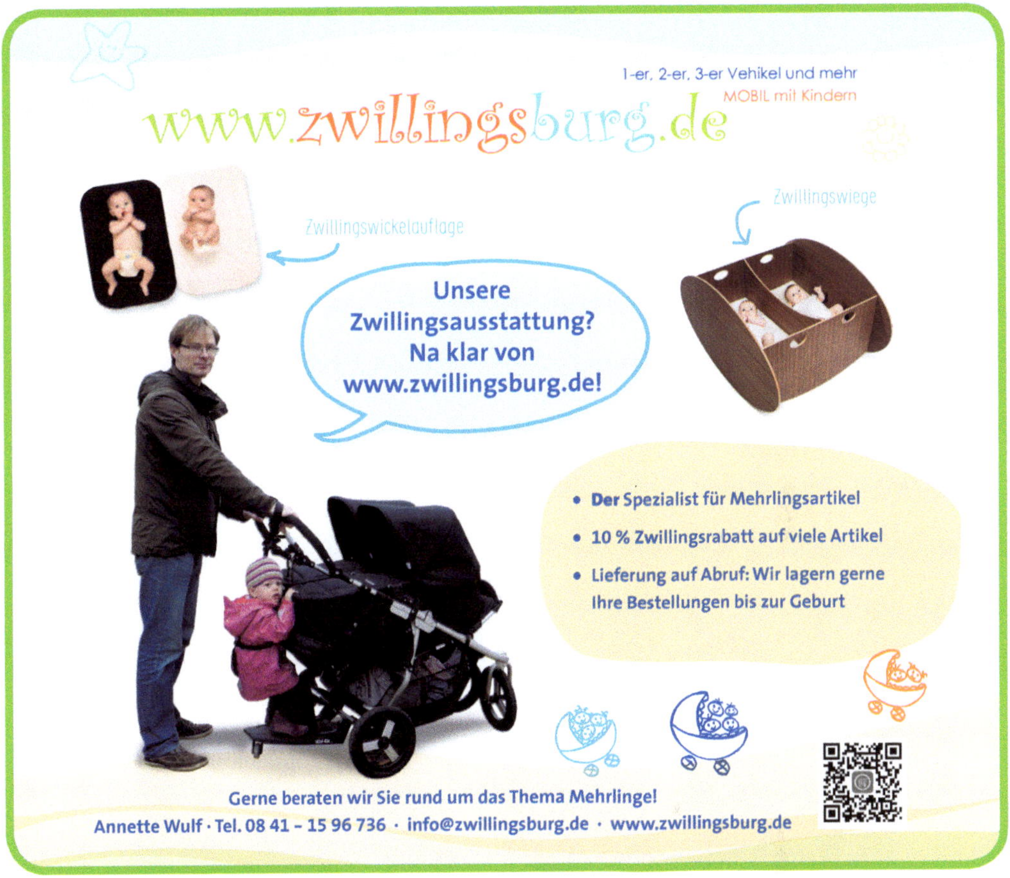

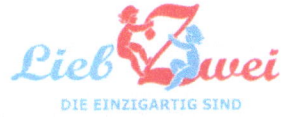

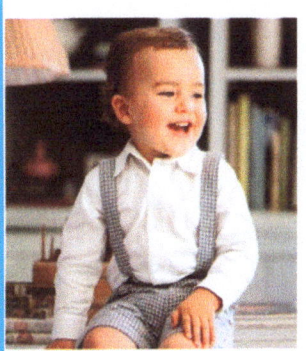

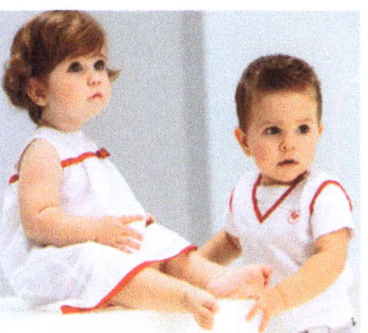

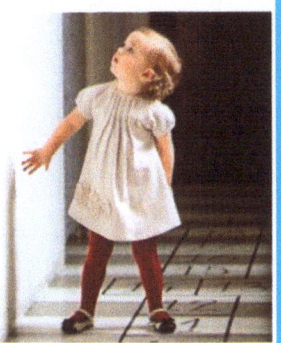

Der erste Zwilling „unter der Haube"

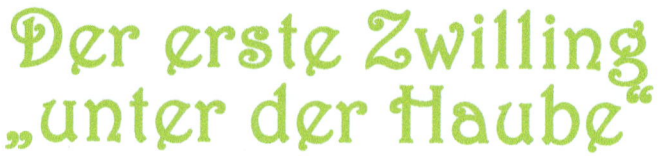

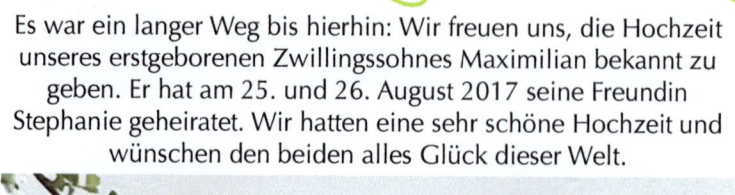

Es war ein langer Weg bis hierhin: Wir freuen uns, die Hochzeit unseres erstgeborenen Zwillingssohnes Maximilian bekannt zu geben. Er hat am 25. und 26. August 2017 seine Freundin Stephanie geheiratet. Wir hatten eine sehr schöne Hochzeit und wünschen den beiden alles Glück dieser Welt.

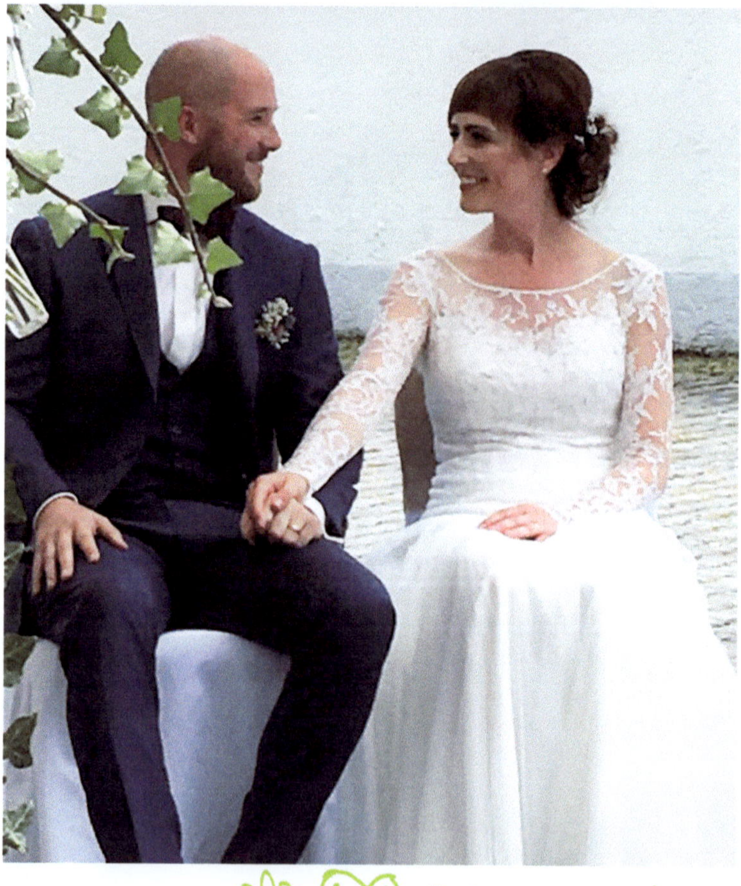